Para você ler quando...

Dra. JULIE SMITH

Traduzido por Carolina Simmer

Para você ler quando...

Achar difícil pedir ajuda
For lidar com pessoas complicadas
Tiver que tomar grandes decisões
Disser sim querendo dizer não
Não for correspondido no amor
Estiver sob forte pressão
Tudo perder o sentido

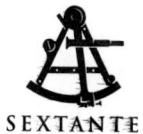

Título original: *Open When...*

Copyright © 2025 por Julie Smith
Copyright da tradução © 2025 por GMT Editores Ltda.

Publicado mediante acordo com Rachel Mills Literary Ltd.

Todos os direitos reservados. Nenhuma parte deste livro pode ser utilizada ou reproduzida sob quaisquer meios existentes sem autorização por escrito dos editores.

coordenação editorial: Sibelle Pedral
produção editorial: Livia Cabrini
preparo de originais: Priscila Cerqueira
revisão: Hermínia Totti e Tereza da Rocha
projeto gráfico e diagramação: Guilherme Lima e Natali Nabekura
capa: Lee Motley
adaptação de capa: Natali Nabekura
impressão e acabamento: Lis Gráfica e Editora Ltda.

CIP-BRASIL. CATALOGAÇÃO NA PUBLICAÇÃO
SINDICATO NACIONAL DOS EDITORES DE LIVROS, RJ

S646p

    Smith, Julie
        Para você ler quando... / Julie Smith ; tradução Carolina Simmer. - 1. ed. - Rio de Janeiro : Sextante, 2025.
        272 p. ; 23 cm.

        Tradução de: Open when...
        ISBN 978-85-431-1053-0

        1. Saúde mental. 2. Desenvolvimento pessoal. 3. Autorrealização. I. Simmer, Carolina. II. Título.

25-96612

CDD: 158.1
CDU: 159.947.2

Gabriela Faray Ferreira Lopes - Bibliotecária - CRB-7/6643

Todos os direitos reservados, no Brasil, por
GMT Editores Ltda.
Rua Voluntários da Pátria, 45 – 14º andar – Botafogo
22270-000 – Rio de Janeiro – RJ
Tel.: (21) 2538-4100
E-mail: atendimento@sextante.com.br
www.sextante.com.br

Para Sienna, Luke e Leon.

Espero que vocês nunca precisem deste livro.
Mas eu o escrevi só para garantir.

Sumário

Introdução — 9
Descubra mais — 12

Parte 1 – Quando for difícil lidar com outras pessoas — 13

1. Quando você se comparar com os outros e se achar inferior — 14
2. Quando seus amigos não forem seus amigos — 25
3. Quando você quiser ter mais traquejo com as pessoas — 33
4. Quando você se sentir deslocado e quiser se enturmar — 41
5. Quando você sempre disser "sim" querendo dizer "não" — 48
6. Quando você tiver que lidar com pessoas passivo-agressivas — 60
7. Quando seus pais errarem (mas você quiser continuar convivendo com eles) — 68
8. Quando você errar com seus filhos — 77
9. Quando alguém não retribuir seus sentimentos — 86
10. Quando você for amado, mas se afastar das pessoas — 92
11. Quando você quiser vencer uma discussão — 101
12. Quando for difícil pedir ajuda — 110

Parte 2 – Quando for difícil lidar consigo mesmo   119

13. Quando sua voz interior for sua pior crítica   120
14. Quando você duvidar de si mesmo e quiser se sentir mais confiante   130
15. Quando você se sentir atordoado   139
16. Quando você odiar a pessoa que se tornou   148
17. Quando você tiver medo de tomar a decisão errada   158
18. Quando lhe faltar força de vontade   165
19. Quando você precisar trabalhar sob pressão   174

Parte 3 – Quando for difícil lidar com seus sentimentos   185

20. Quando você estiver pensando demais em tudo   186
21. Quando o medo aparecer   194
22. Quando o luto for avassalador   201
23. Quando tudo perder o sentido   210
24. Quando você se sentir um impostor   218
25. Quando você se arrepender de algo que fez   225
26. Quando você explodir de raiva com muita frequência   235

Anexo   245
Agradecimentos   257
Referências   261

Introdução

"Ocupe-se com o propósito da vida, descarte esperanças vãs, seja seu próprio salvador – caso se importe consigo mesmo – e faça isso enquanto ainda puder."
— Marco Aurélio, *Meditações*, 3.14

Minha carta para você

Apesar de todas estas palavras diante dos seus olhos, nunca fui de falar muito. Mesmo quando criança, eu observava e absorvia o mundo ao redor, mas raramente procurava alguém se precisasse de ajuda. Em apuros, eu fazia o que muitas crianças quietas fazem: recorria aos livros. Hoje entendo que aquele meu gosto pela leitura era uma busca, em certo sentido. Eu perguntava às páginas o que não conseguia perguntar às pessoas reais. Eu vagava de livro em livro, às vezes encontrando soluções, às vezes não.

Com isso em mente e levando em conta minha atual profissão de psicóloga clínica, faria sentido se você presumisse que a autorreflexão que proponho se baseia no mundo interior. Não é o caso. O mundo interior é como uma sauna: faz bem passar um tempo ali, mas não tempo de mais. Da mesma forma, devo enfatizar que, em momentos difíceis, faz bem se conectar com outros seres humanos no mundo real sempre que possível. É neles que encontramos a maioria das respostas para nossa saúde mental, que, é claro, oscila diante dos altos e baixos da vida. Só que também sou realista o bastante para saber que nem todo mundo pode contar com alguém de confiança toda vez que um problema aparece. Então, se você perceber que não está conseguindo encontrar as respostas dentro de si mesmo, conte com este livro.

Percebi que precisava escrevê-lo quando as pessoas vinham me dizer que carregavam meu primeiro livro – *Por que ninguém me disse isso antes?* – para cima e para baixo, só para o caso de precisarem consultá-lo em momentos difíceis. Elas me contavam isso como um elogio, mas eu só conseguia pensar que esse não tinha sido meu objetivo ao escrevê-lo. Aquele era o livro errado para ser levado a tiracolo. Ele traz conceitos e habilidades que nos ajudam a lidar com a saúde mental no futuro, especialmente analisando os momentos difíceis depois que eles passam. Nenhuma de suas páginas contém as palavras que digo às pessoas quando elas se mostram mais vulneráveis e tomadas pela emoção.

Quando sabemos que um furacão está a caminho, nos preparamos para a ventania com tapumes, pregos e martelo. Só que, quando a tempestade chega, a última coisa que desejamos ouvir é que deveríamos ter nos preparado melhor. Nesses momentos, só queremos que alguém olhe no fundo dos nossos olhos e diga as palavras que precisamos escutar. Palavras que signifiquem: *Estou aqui. Venha comigo. Conheço um caminho.* Meu primeiro livro oferecia os tapumes, os pregos e o martelo. Este aqui é minha mão segurando a sua em meio à tempestade, dizendo: *Venha por aqui, vamos dar um jeito.*

Na hora do sofrimento e da confusão, muitas vezes não conseguimos dizer a nós mesmos aquilo que precisamos escutar. Não é que haja algo errado conosco; é que simplesmente estamos aprendendo ao longo do caminho. Este livro é para todo mundo: para nossos filhos que estão voando para longe do ninho; para nossos amigos que não conseguimos encontrar com tanta frequência; para os parentes que precisam ouvir as palavras que nos faltam; e para nós mesmos, quando precisamos de uma solução na nossa vida.

Como leitora e psicóloga, sei por experiência própria que as palavras podem iluminar o caminho em momentos sombrios, revelando uma nova rota até então despercebida. Enquanto eu escrevia as cartas que iniciam cada capítulo, várias vezes desejei ser capaz de ler sua mente, de entender exatamente o que estava acontecendo na sua vida e quais seriam as palavras mais necessárias para você – uma tarefa impossível. Não tenho como adivinhar as particularidades dos desafios que você enfrenta. No entanto, reuni tesouros ao longo do meu próprio caminho e posso compartilhá-los com você. Então este livro funciona como um farol. Ele não vai salvar ninguém do mar revolto, mas lança uma luz na direção certa, para você se localizar no meio do turbilhão. Faça uso dele, sabendo que o trabalho de nadar até águas mais calmas é todo seu.

Sei que você é capaz de encarar todos os desafios pela frente. Primeiro, porque seu potencial é muito maior do que você consegue imaginar agora. Segundo, porque, seja qual for seu ponto de partida, a solução sempre passa pelo esforço e pela vontade de aprender. Ninguém sabe tudo. Então, por favor, confie em mim quando digo que você nem imagina quanto as coisas podem melhorar.

Com carinho,

Julia

Descubra mais

Para quem quiser encontrar mais informações sobre os temas discutidos neste livro, recomendo os vídeos no meu canal no YouTube, no Instagram e em outras redes sociais.

- @DrJulie
- @drjulie
- @drjulie
- @DrJulieSmith

PARTE 1

Quando for difícil lidar com outras pessoas

CAPÍTULO 1

Quando você se comparar com os outros e se achar inferior

"Não há nada nobre em ser superior a outros homens. A verdadeira nobreza está em ser superior à pessoa que você já foi."
— Ernest Hemingway

Minha carta para você

Quando nos comparamos com outra pessoa e nos sentimos inferiores, duas coisas podem acontecer. Ou isso nos inspira, nos impulsiona e nos motiva a aprender ou entramos em parafuso. Neste último caso, o problema real não está em nós e nas nossas supostas inadequações, mas nas comparações que fazemos.

As crenças autodestrutivas e inconscientes sobre não sermos bons o bastante nos levam a comparações que prejudicam nosso progresso. No fim das contas, tentamos confirmar essas crenças profundas, por mais prejudiciais que sejam. Olhamos nossos pontos fracos e os pontos fortes dos outros como se fossem equivalentes. Não enxergamos o outro por completo, com todas as suas características reais. Mesmo que vejamos suas imperfeições, é provável que façamos vista grossa. Colocamos a pessoa num pedestal tão alto que a única maneira de nos nivelarmos a ela seria puxando-a para baixo – o que nos transformaria no tipo de gente que não queremos ser.

Fazer comparações com amigos ou familiares pode destruir esses relacionamentos. A comparação nos distancia porque sugere que o sucesso do outro é nosso fracasso, o que gera ressentimento e amargura. Quanto mais nos isolamos das pessoas ao nosso redor, mais essas comparações ganham força. Por outro lado, podemos evitar isso conhecendo melhor quem nos rodeia. Quanto mais conhecemos alguém, menos julgamentos equivocados e superficiais fazemos. É possível construir amizades baseadas na cumplicidade e no apoio mútuo. Assim, aprendemos a sentir alegria pelas vitórias dos outros e compaixão verdadeira por seus infortúnios. Ao conhecermos profundamente uma pessoa, entendemos que a vida dela não é igual à nossa e, portanto, não é parâmetro para julgarmos nosso valor.

Muita gente diz por aí que resolver esse problema é simples: basta parar de se comparar com os outros. Mas, se você tentar fazer isso, logo vai perceber que não é tão fácil assim. A tendência a fazer comparações é uma ferramenta embutida na nossa mente, tão útil quanto perigosa. Quando usada da maneira correta, ela pode mostrar o melhor caminho, servir de inspiração e nos ajudar a vencer limites. Da maneira errada, pode causar danos profundos e duradouros.

Sentir-se inferior a alguém não é necessariamente ruim. A questão não é eliminarmos a comparação em si. Se ela for produtiva e nos fizer acreditar que podemos ser melhores do que somos hoje, será útil. Mas se causar inveja, ressentimento, amargura e baixa autoestima, ela vai direcionar nossos esforços e nossa atenção para o lugar errado, e isso pode nos custar caro. Precisamos aprender a tirar proveito das comparações e perceber quando elas se tornam destrutivas.

Ferramentas para usar em tempo real

Estas ferramentas vão além da abordagem "Preciso parar de me comparar com os outros". A necessidade de compreendermos nosso lugar no mundo olhando para outras pessoas faz parte da natureza humana. Portanto, decidir eliminar a comparação da sua vida vai fazer você sentir, no máximo, uma onda de positividade por alguns minutos – uma onda que vai passar assim que você abrir sua rede social favorita. Por exemplo, quando entramos numa sala cheia de colegas de trabalho, captamos nossa posição social ou profissional naquele ambiente em questão de segundos. A comparação em si nem sempre vem numa cadeia de pensamentos. O cérebro trabalha mais rápido que isso para nos dizer como devemos nos portar em cada situação. Isso não quer dizer que precisamos ficar à mercê da negatividade que as comparações sociais geram na mente. Podemos aprender a identificar uma comparação nociva e valorizar conscientemente as comparações do bem.

Como comparações se tornam destrutivas

Nas redes sociais

É difícil fazer uma autoavaliação sem comparações, porque ninguém existe sozinho. Vivemos em comunidades que possuem normas e expectativas sobre cada pessoa. As comparações nos ajudam a evitar o constrangimento, a rejeição e a perda de status social que poderiam acontecer caso infringíssemos essas expectativas sem querer. Elas nos ajudam a interagir com os outros ao longo da vida, nos mostrando quais são os comportamentos aceitáveis e quais são as pessoas em quem devemos nos espelhar. Se quisermos ser bem-sucedidos na vida em sociedade, precisamos cuidar da maneira como somos vistos. Então a comparação social não é nossa inimiga; é uma habilidade essencial, sem a qual estaríamos perdidos.

Entretanto, mesmo que a autoavaliação dependa da observação do entorno, o que encontramos nas redes sociais não é o mundo real. Na verdade, boa parte do conteúdo ali nem é real. Trata-se, isto sim, de uma coleção de imagens editadas e escolhidas a dedo. Após poucos minutos de comparações inúteis e injustas, o algoritmo mapeia aquilo que vai capturar nossa atenção e passa a nos alimentar com uma enxurrada incessante de conteúdo que nos faz mal. A comparação nas redes sociais não nos ajuda a manter a eficácia na vida; pelo contrário, acabamos insatisfeitos com quem somos e com a vida que não estamos aproveitando.

A toxicidade psicológica produzida por todo esse processo afeta nosso interior, na forma de autodepreciação e depressão, ou nosso entorno, quando tentamos sabotar quem nos causa inveja e ressentimento.[1] Não é preciso passar muito tempo rolando a tela do celular para encontrar exércitos de guerreiros virtuais despejando ódio contra outros seres humanos, devorando imperfeições como hienas fazem com animais feridos, tentando baixar um pouco a crista daqueles que ousam ter tanto sucesso.

A ânsia por criticar alguém na internet é mais frequente do que gostaríamos de admitir. Caso você perceba que se sente assim, tente sair das redes sociais e passar mais tempo na vida real, com pessoas e vínculos igualmente reais.

A comparação com entes queridos

A comparação mais perigosa que podemos fazer é de nós com as pessoas que mais nos importam no mundo, porque é nesses relacionamentos que temos mais a perder. Quando começamos a nos comparar com irmãos, pais ou amigos, a podridão que se instaura põe em risco todo o relacionamento.

Caso você se sinta ameaçado pelas vitórias dessas pessoas, a inveja e o ressentimento sofrerão metástases e causarão danos irreparáveis a relações que poderiam ser seu maior apoio na vida. Nenhuma parceria resiste a regras que não permitem que ambas as partes vençam ao mesmo tempo.

Como disse Alain de Botton, "poucos sucessos são mais insuportáveis do que o de amigos próximos".[2] Antes que você perceba, terá deixado de ser alguém que celebra o sucesso dos amigos e começará a achar insuportável ficar perto deles. Talvez passe a evitá-los, talvez os exclua ou até comece a se isolar – não importa: o resultado será péssimo para todos. É para esses cantos sombrios que as comparações venenosas nos levam.

Quando passamos a evitar por conta disso um amigo, o que realmente estamos fazendo é evitar os sentimentos que o sucesso dele desperta em nós. Devemos ter coragem para investigar melhor esses sentimentos, sem fugir deles. Só assim poderemos ver a situação com clareza e salvar o relacionamento. É possível sentir felicidade verdadeira por um amigo quando a vida dá certo para ele. No entanto, quando nossa autoestima depende de nos sentirmos de alguma forma superiores a nossos amigos e familiares, devemos encarar isso como um mau sinal e reavaliar nossa própria vida. Se nossos valores estão claros e vivemos de acordo com eles, passamos a nos sentir menos abalados por indícios superficiais de sucesso ou fracasso.

Portanto, se você se sentir desconfortável quando um amigo se der muito bem ou levar uma rasteira da vida, não ceda ao impulso de desprezar o que sente. Em vez disso, preste atenção nesses sentimentos e ouça com curiosidade genuína o que eles dizem sobre você. Às vezes, são apenas emoções breves que não comprometem sua satisfação com a vida. Mas, para que isso aconteça, é melhor que a comparação seja construtiva. Vejamos como fazer isso.

Como fazer comparações construtivas

Transforme a inveja em inspiração

Podemos usar o poder das comparações para influenciar a maneira como nos sentimos e nos comportamos. Digamos que você queira melhorar suas habilidades em determinado esporte e saiba que tem um ponto fraco específico. Nesse caso, a comparação com um jogador que tenha conseguido desenvolver essa habilidade é uma ótima chance de aprender com outra pessoa e se aprimorar no processo. Só que, para que isso aconteça, a comparação precisa seguir três regrinhas:

1. Mantenha o foco na habilidade que você almeja. Seja bem específico e não caia na tentação de comparar toda a sua realidade à vida da outra pessoa. Seu objetivo não é se transformar nessa pessoa, mas aprender algo com ela.

2. Adote o mindset de crescimento. Isso significa saber que você está no comando da sua vida e é capaz de aprender e se aprimorar com certo esforço. Por outro lado, o mindset fixo ou de estagnação parte do princípio de que não podemos mudar nossas habilidades e de que algumas pessoas só prosperam porque têm sorte. Esse tipo de mentalidade favorece comparações destrutivas, o que acaba minando os relacionamentos.
3. Preserve sua autoestima em todos os momentos. Isso é essencial. Avaliar a si mesmo segundo as conquistas de outras pessoas é a receita para o fracasso. Todos nós conhecemos alguém que faz algo melhor do que a gente. Mas isso não diz absolutamente nada sobre nosso valor como seres humanos. Quando nossa autoestima é inabalável, nos sentimos fortes o suficiente para usar a comparação em benefício próprio. É impossível nos aprimorarmos quando nosso cérebro usa o menor indício de fraqueza para instaurar a ideia de que somos incapazes, tornando doloroso demais o processo de encararmos nossas imperfeições. O desempenho sempre pode evoluir, mas nossa autoconfiança deve permanecer constante. Não confunda isso com arrogância. Achar que algumas pessoas simplesmente têm sorte e que o universo nos deve a mesma cortesia tem mais chance de gerar amargura e ressentimento do que de nos estimular a arregaçar as mangas e ir atrás dos nossos sonhos.

Para mantermos a autoestima e uma postura construtiva, precisamos fazer perguntas como:

- De que especificamente sinto inveja?
- Que habilidades específicas essa pessoa tem que eu também gostaria de ter?
- Adquirir essas habilidades me ajudaria a alcançar minhas metas?
- Como essa pessoa chegou a esse patamar?
- Posso seguir o mesmo caminho para me aproximar dos meus objetivos?

Assim, a inveja deixa de ser uma ferramenta de autoagressão e se torna inspiradora. Como podemos ver, a comparação é uma parte valiosa do processo de aprendizado.

Escolha bem a pessoa com quem você se compara

As comparações mais inspiradoras, que nos impulsionam rumo aos nossos objetivos, são aquelas com pessoas que possuem habilidades semelhantes às nossas, não com pessoas muito diferentes de nós. Esse é outro motivo para evitar as redes sociais. Mesmo que o conteúdo apresentado ali seja real, raramente vemos pessoas compartilhando suas limitações. O algoritmo mostra extremos e, com isso, acabamos nos comparando com os melhores do mundo, que estão bem mais adiantados na jornada do que nós.

Por mais que possamos nos sentir momentaneamente inspirados, é bem provável que esses exemplos extremos nos causem sentimentos de inferioridade e depressão.[3] Também podem nos levar à autossabotagem.[4] Afinal, o sarrafo parece tão impossivelmente alto que preferimos nos poupar do esforço de tentar e fracassar.

Então, caso você se sinta desmotivado ou desencorajado ao se comparar com pessoas aparentemente perfeitas, tome a decisão de se inspirar em alguém que esteja apenas alguns passos à sua frente. Quando você chegar lá, vai se sentir ainda mais determinado a seguir em frente, se aprimorando.

Troque o ressentimento pela gratidão

Se você der um doce a uma criança, verá os olhos dela brilharem. Mas, se depois der dois doces ao coleguinha ao lado dela, esse brilho nos olhos vai se apagar na mesma hora. Quando nos concentramos naquilo que só os outros têm, corremos o risco de sentir uma insatisfação profunda com a vida, mesmo que ela seja boa. O que passa a importar não é o que temos, mas quem tem mais. Tudo bem querer uma vida melhor; entretanto, se esse desejo for motivado pelo ressentimento, tudo que tivermos e acumularmos jamais será suficiente. Nunca chegaremos lá. Estaremos sempre mudando de objetivos, nos comparando a cada vez com alguém diferente.

O ressentimento não indica que o mundo deve algo a nós; ele aponta aquilo que precisamos melhorar. Olhe em volta e veja quantas pessoas privilegiadas vivem amarguradas e ressentidas. É isso que acontece quando fazemos comparações nocivas e desejamos ter tido a sorte de outra pessoa.

Então preste atenção no ressentimento. Talvez ele esteja dizendo que você precisa se dedicar às próprias conquistas. Ou talvez ele queira que você exercite sua gratidão e adote uma postura mais positiva.

Só que, ao contrário do que parece, praticar a gratidão não é tão fácil assim. Se fosse fácil, haveria bem menos amargura e ressentimento no mundo. Então treine sua gratidão e faça dela parte da sua rotina. Passar dois minutos por dia refletindo sobre todos os motivos que temos para sermos gratos pode ser transformador e solucionar parte dos danos causados pelas comparações nocivas.

Se você vir alguém alcançar um feito incrível e quiser fazer o mesmo, experimente se sentir grato pela oportunidade de tentar. Assim você ficará satisfeito com a vida antes mesmo de se sentir à altura da outra pessoa. Lembre que estamos nos comparando com pessoas que já chegaram mais longe, então não é uma boa ideia atrelar nosso sucesso ao momento em que conseguirmos alcançá-las. Isso fará com que nossa satisfação com a vida esteja sempre no futuro, num destino ilusório.

Até nas horas mais difíceis, sempre há algo pelo qual podemos agradecer, mesmo que não enxerguemos de imediato. Uma boa estratégia é comparar nossa vida com a realidade de pessoas menos favorecidas. Isso nos ajuda a equilibrar nossa perspectiva. Mas atenção: não use o infortúnio alheio para invalidar seus próprios problemas. Outras pessoas podem estar numa situação pior, mas isso não significa que você não precise ajudar a si mesmo.

Reconecte-se com seus valores

Quando empacamos num padrão de comparações destrutivas, acabamos perdendo o contato com algumas das coisas que mais importam na vida. Nesse caso, costumamos buscar a nós mesmos nos lugares errados.

Passamos a olhar para fora, para um mundo que tenta nos vender a ideia de que só nos sentiremos bem de verdade se tivermos mais coisas, muita riqueza, fama e um corpo só alcançado na mesa de cirurgia plástica. Isso alimenta mais comparações negativas, pois a única maneira de saber se estamos dentro do padrão esperado é observando os outros. Substituir valores por ferramentas de marketing aumenta o risco de transtornos como depressão, ansiedade, vício e narcisismo.[5] Então não fique esperando alguém definir o que deveria ser importante para você. Reconecte-se com aquilo que torna sua vida mais significativa.

Não é difícil. No Anexo no fim do livro, incluí exercícios que podem ajudar você a encarar todos os problemas da vida por meio dessa reconexão. Saber quem queremos ser antes de prestarmos atenção de mais nos outros é um leme que pode guiar nossa vida na direção correta.

Faça a comparação mais útil de todas

A melhor comparação que você pode fazer é consigo mesmo.[6] Avalie o próprio progresso perguntando a si mesmo se você conseguiu tornar o dia de hoje um pouquinho melhor do que ontem. Mas não pare por aí. Compare onde você está agora com onde deseja estar amanhã, no próximo mês, no próximo ano. Suas atitudes de hoje estão aproximando você dessas metas? Que atitudes precisa tomar agora?

Pense no que será capaz de conquistar em apenas um ano se conseguir trocar as comparações autodestrutivas por comparações focadas apenas nos seus objetivos. Imagine como se sentirá a respeito de si mesmo e de sua vida. Agora faça acontecer.

Aprendizados

- Duas coisas podem acontecer quando você se compara com alguém e se sente inferior: você pode se sentir motivado a aprender e melhorar ou pode entrar em parafuso e mergulhar na insatisfação com a vida. Neste último caso, o problema não está em você e nas suas aparentes inadequações, mas nas comparações que está fazendo.
- Não dá para simplesmente decidir parar de se comparar com os outros. A comparação é uma ferramenta evolutiva muito útil, embora perigosa. Usada da forma correta, ela pode nos guiar na direção certa, nos inspirar e nos ajudar a superar limites. Do contrário, causa danos profundos e duradouros.
- A comparação com familiares, amigos e pessoas nas redes sociais prejudica a nós mesmos e nossos relacionamentos. Se perceber que anda fazendo isso, procure tornar essa comparação mais produtiva.
- Compare-se com outras pessoas apenas se tiver objetivos específicos em mente. Concentre-se no autoaprimoramento e nos métodos que você pretende usar para chegar lá.
- Mantenha sua autoestima em dia – não por uma questão de arrogância, mas porque ela é necessária para o aprendizado.
- Compare-se com alguém que esteja à sua frente, mas que você possa alcançar com algum esforço.
- Quando começar a se sentir ressentido, pare de fazer comparações e volte sua atenção para a própria vida. Sinta-se grato por tudo que é importante para você.
- Não se compare com alguém cujos valores não se assemelhem aos seus.
- Para valorizar seu progresso, relembre onde você estava ontem. Para continuar no caminho certo, reflita sobre onde você quer estar amanhã.

"O ressentimento não indica que o mundo deve algo a nós; ele aponta aquilo que precisamos melhorar."

Para você ler quando...
Dra. Julie Smith

CAPÍTULO 2

Quando seus amigos não forem seus amigos

"É melhor ter um inimigo verdadeiro do que um falso amigo."
— Provérbio alemão

Minha carta para você

Há momentos na vida em que nossos sentimentos mudam, talvez até a respeito de amigos que temos há anos. Nem sempre algo específico acontece para motivar essa mudança, mas ficamos com a sensação de que não somos mais bem-vindos. Se esse for o seu caso, então vamos esclarecer algumas coisas.

Em primeiro lugar, tendemos a ignorar essa intuição. Na hora, talvez não notemos um nariz torcido, ou um elogio que mais parece uma alfinetada, mas por alguma razão nos sentimos tensos, travados e nervosos na presença da outra pessoa. Nossos encontros com ela começam a sugar nossa energia e nos perguntamos se ela gosta mesmo de nós. Essas marcas emocionais podem ser mais duradouras do que a memória dos fatos, então não subestime a sensação. Talvez ela não reflita toda a verdade, mas não deve ser descartada.

Em segundo lugar, se uma amizade exige que você seja outra pessoa para ser aceito, então não é amizade. Talvez você sinta que precisa omitir todas as coisas boas que acontecem na sua vida para não incomodar o outro, encolhendo-se o suficiente para ser tolerado. É complicado assumir a responsabilidade pelo ego da outra pessoa dessa maneira. Seria basicamente entrar no jogo dela e perder todas as partidas só para ter a oportunidade de jogar de novo.

Em terceiro lugar, ser destratado por supostos amigos é inaceitável. Não precisamos aguentar comportamentos que nos magoam, mesmo quando conhecemos a pessoa há anos. Ninguém tem a obrigação de manter uma amizade que não é saudável. Muita gente passa anos sofrendo com essa questão antes de finalmente tomar coragem de se afastar – afinal, crescemos ouvindo que "amizade é para sempre". Mas não apenas temos a liberdade de escolher nossos amigos como também o dever de fazer o que é melhor para nós, e isso inclui escolher muito bem nossas companhias. Nem todas as amizades são cruciais para termos uma vida saudável e feliz, apenas as de boa qualidade.

Em quarto lugar, quando um amigo demonstrar inveja, desprezo ou dissimulação, aprenda com isso. Se suas vitórias pessoais forem recebidas com olhares raivosos e uma dose de crítica, aprenda com isso.[1] E se suas notícias ruins forem rapidamente minimizadas por algo "muito pior" que aconteceu com a pessoa anos atrás, ou seja, se em vez de oferecer apoio a pessoa se esforçar para ser o centro das atenções, aprenda com isso. Registre esses sinais de que ela não está interessada no seu bem-estar.

Quando alguém mostrar que não merece sua confiança, tome uma atitude. É impossível obrigar alguém a ser um amigo melhor. Você só tem controle sobre as companhias que escolhe. Entretanto, quando a pessoa que nos trata mal é nossa amiga há anos, nosso cérebro insiste em acreditar que talvez ela passe a gostar mais de nós se fizermos por merecer, se nos esforçarmos um pouquinho mais. E talvez isso seja verdade. Mas queremos mesmo essa aprovação quando, para isso, precisamos nos tornar alguém diferente? Não queremos apenas ser aceitos; queremos ser aceitos exatamente como somos.

Talvez para isso precisemos aprender que nem todo mundo vai gostar de nós. E, se desconstruirmos o mito de que toda amizade é para sempre, conseguiremos aceitar isso com mais facilidade, nos tornando livres para nos afastarmos de amigos tóxicos.

Isso não significa que seja fácil deixar velhos amigos para trás, mesmo quando eles nos fazem mal. Mas viver rodeado de gente que desperta o pior em nós ou que nos diminui não agrega nada à vida. Só drena nossa energia.

 ## Ferramentas para usar em tempo real

Dizem os cartões de presente e as estampas de camiseta que amizades verdadeiras duram para sempre, não importa o que aconteça. Só que é difícil seguir essa regra na vida real. É normal que amizades tenham altos e baixos, mas como saber quando uma acabou? E quando é justificável se afastar de alguém? Obviamente, só você tem essas respostas, e aqui vão alguns fatores que você deve levar em consideração.

Diferencie críticas construtivas de críticas cruéis

Quando amigos passam a criticar nossas decisões ou atitudes, tendemos a concluir que eles não são amigos de verdade. Afinal, amigos deveriam nos apoiar em todos os momentos. Mas também é muita presunção achar que todas as decisões que tomamos são boas. Muita gente adota comportamentos destrutivos em algum momento da vida e se convence de que está fazendo a coisa certa. Se um amigo critica essas ações, o ideal é cortar relações com ele? E se ele for a voz da razão? E se outros amigos concordarem com ele?

Amigos não servem apenas para dizer o que desejamos escutar, embora muitos façam isso por medo de ofender ou de abalar a amizade. Um amigo verdadeiro nos lembra dos nossos valores quando nos perdemos pelo caminho. Desejar o melhor para nós significa apontar nossas decisões ruins e puxar nossa orelha quando necessário. É preciso ter coragem e jogo de cintura para discordar de um amigo que está sendo irresponsável ou insensível com outras pessoas. Sempre existe o risco de rejeição, porque ninguém quer escutar que está sendo desagradável. No entanto, de certa forma, traímos a nós mesmos quando dizemos coisas em que não acreditamos só para manter uma amizade. Quando fazemos isso, não mostramos quem realmente somos; mostramos uma faceta específica que parece aceitável para o outro. Amigos de verdade podem discordar e ainda assim manter o carinho mútuo. Porém, se uma das partes não fala a verdade, esses amigos de fato se conhecem?

Nem todas as críticas são iguais. Alguns amigos nos falam verdades difíceis para nos ajudar a viver de acordo com nossos valores. Outros fazem críticas que servem apenas para nos diminuir e neutralizar a ameaça que eles enxergam em nós.

Críticas devem ser ignoradas quando acompanhadas de desdém, mesmo que a amizade seja muito antiga. Se você estiver na dúvida sobre as intenções da pessoa, vale indagar a si mesmo com sinceridade: *Esse comentário é válido? É para o meu bem? Ou fala mais sobre o meu amigo do que sobre mim?*

Veja se está na hora de dar um basta

O fim de uma amizade que já foi especial sempre trará um luto intenso. Então a decisão de cortar relações não deve ser tomada por impulso, mas depois de muita reflexão e muita análise. E não existe nenhuma regra geral sobre como tomar essa decisão. Por exemplo, postagens na internet afirmam que se um amigo não comemora seus sucessos com você, é melhor fugir dele. Mas como aplicar isso na vida real, muito mais complexa? Imagine duas amigas: uma está há dez anos tentando engravidar e a outra engravida. Seria muito egoísmo esperar que a primeira chegue saltitando ao chá de bebê, pronta para comemorar. A vida está cheia de situações assim, marcadas por questões profundas e complicadas, que demandam compreensão. Nesses casos, o diálogo, por mais incômodo que seja, ajuda a lidar com todas as emoções que naturalmente surgem na nossa relação com outras pessoas.

Por outro lado, o amigo que parece estar sempre competindo com você, que fala mal de você pelas costas e que o exclui ou ignora quando coisas boas acontecem na sua vida provavelmente não merece sua amizade. Se você for alguém autoconfiante, mas nunca se sentir bem na presença dessa pessoa, fique atento a isso.

Não tenha medo da solidão

Manter uma amizade tóxica por medo de ficar sem amigos é normal, mas pode nos encurralar sem necessidade. Algo parecido acontece com quem se convence a permanecer em romances destrutivos achando que nenhum outro relacionamento dará certo. Porém, na maior parte das vezes, você não precisa escolher entre uma amizade nociva e a total solidão. Pode escolher entre uma amizade nociva e o desafio de conhecer gente nova.

Insistir numa amizade tóxica para evitar a solidão não é uma boa estratégia para a saúde mental a longo prazo. Boas amizades são ótimas para o bem-estar; amizades ruins, nem tanto. Amizades não servem para nos colocar para baixo e nos diminuir, então não devemos ignorar quando nossos amigos mexem com a nossa cabeça. Uma amizade que faz mais mal do que bem não é amizade.

Lembre-se: comparar a amizade atual com amizades futuras geralmente só serve para nos manter estagnados.

Faça a sua parte

Tendemos a nos concentrar em nós mesmos e no que esperamos dos nossos amigos, então às vezes é saudável pensar no que *nós* oferecemos. Assim como os bons amigos desejam o melhor para nós, também devemos desejar o melhor para eles. Portanto, se um amigo estiver se afastando, faz sentido pensar no que podemos fazer para fortalecer esses laços. Pergunte a si mesmo: *Estou mantendo essa pessoa afastada de mim? Eu me distanciei, preocupado demais com minha própria vida? Essa pessoa me apoia, mas será que eu também costumo ouvir os problemas dela? Algo em mim faz com que as pessoas não se abram completamente?*

Não estou dizendo que você deve se culpar pelo término de uma amizade. Mas, se você tiver a coragem de reconhecer que ambas as partes precisam se doar um pouco para a amizade dar certo, então terá a certeza de que fez sua parte.

Não se faça de vítima

Boa parte da tristeza que sentimos quando um amigo nos magoa vem da nossa tendência a levar as coisas para o lado pessoal.[2] Só que é importante ter em mente que o comportamento da pessoa está muito mais associado ao relacionamento que ela tem consigo mesma e aos padrões tóxicos que ela segue. Ficar se remoendo, perguntando a si mesmo "Como ela pôde fazer isso *comigo*?", só gera frustração, raiva e desejo de vingança. Para escapar desse mau caminho, tenha sempre em vista suas opções. Reaja de maneira consciente, assumindo as rédeas da sua vida.

Permita que todas as experiências, das mais alegres às mais dolorosas, sejam lições no seu aprendizado eterno sobre relacionamentos humanos. Ao seguir para o próximo capítulo da sua vida, você poderá escolher quais histórias cruzarão com a sua. Se recuperar uma amizade estremecida for um capítulo que você deseja incluir, faça isso com cuidado e responsabilidade. Mas, se algum personagem estiver estragando sua história, talvez seja melhor dar um papel menor a ele.

Aprendizados

- Para termos uma vida feliz e saudável, não precisamos de qualquer amizade, mas de boas amizades. Uma pessoa que afirma ser nossa amiga, mas nos magoa com seus comportamentos, não agrega nada.
- Uma amizade não nos fará bem nem despertará o melhor em nós se, para sermos aceitos, precisarmos ocultar partes da nossa vida, quer sejam boas ou ruins.
- Um bom amigo não é aquele que diz apenas o que queremos escutar enquanto tomamos uma decisão ruim após outra. Um bom amigo tem a coragem de relembrar nossos valores quando nos perdemos num caminho autodestrutivo. Portanto, críticas não são necessariamente um motivo para terminar uma amizade. Mas críticas (ou até elogios) em tom de desdém são um sinal de que esse amigo talvez não tenha boas intenções.
- Não seja implacável em suas decisões. É a sua vida que está em jogo. Seja cuidadoso, assertivo e pense bem. Caso decida cortar relações com uma pessoa, faça isso com compaixão. Deseje o melhor para ela e certifique-se de não guardar mágoa.
- O ideal é sempre manter o equilíbrio. Depois de refletir bastante sobre o comportamento dos seus amigos, veja se você também pode oferecer um pouco mais às pessoas ao seu redor.

"Não queremos apenas ser aceitos; queremos ser aceitos exatamente como somos."

Para você ler quando...
Dra. Julie Smith

CAPÍTULO 3

Quando você quiser ter mais traquejo com as pessoas

"Para ser interessante, seja interessado."
— Dale Carnegie, *Como fazer amigos e influenciar pessoas*

Minha carta para você

Quando uma interação social se torna subitamente desconfortável, muitas vezes é porque nos distraímos, preocupados com a impressão que estamos causando, sem nos envolver por completo na conversa. Acreditar que isso é um problema incontornável pode gerar muita ansiedade.

Quanto maior a frequência dessa sensação, mais as interações sociais parecem algo que deve ser suportado, não aproveitado. O objetivo principal passa a ser apenas ir embora logo sem maiores constrangimentos. E aí, depois do encontro, por mais positivo que tenha sido, começamos a remoer as conversas em nossa mente. Imaginamos todos os julgamentos negativos que fizeram a nosso respeito quando ousamos baixar a guarda e conversar com alguma espontaneidade. Tudo isso faz com que interações sociais sejam vistas como um grande evento que exige preparo e, quando terminam, pedem um tempo de recuperação.

Mas uma relação profunda e recompensadora entre duas pessoas não deve ser inibida pela timidez e pela falta de traquejo, que são características naturais do ser humano. E essas características perdem um pouco do poder que têm sobre nós quando as enfrentamos e paramos de esperar que desapareçam.

Achar que você "não nasceu para socializar" não resolve nada. As pessoas passam a vida inteira aperfeiçoando a arte da interação. Sempre há mais a ser aprendido e, durante esse processo, descobrimos que dá para tolerar certo desconforto de vez em quando. Aprendemos que o risco do desconforto sempre vai existir, mas também ganhamos confiança para lidar com ele. Com o tempo, esse obstáculo se torna menos intimidador, e a única maneira de chegarmos lá é seguindo em frente.

Portanto, ao interagir com outras pessoas, passe menos tempo se preocupando com o que vai dizer ou tentando parecer confiante. Em vez disso, procure despertar algo positivo nas pessoas ao seu redor. Em vez de buscar aprovação, garanta que elas se sintam bem-vindas e aceitas na sua presença. Tente fazer com que, ao final do encontro, elas se sintam valorizadas e interessantes aos seus olhos. Se conseguir fazer isso, elas se lembrarão de como foi bom estar na sua companhia. Os vínculos criados dessa maneira são bem mais fortes do que quando nos concentramos apenas em impressionar os outros com nossa confiança. Quando a interação se volta para o outro, não precisamos ser a pessoa mais sociável do mundo. Podemos ser nós mesmos.

Essa sensação de segurança certamente será mútua, criando uma conexão muito mais profunda. Passamos tanto tempo tentando ser aceitos que nos esquecemos de pensar em como a outra pessoa se sente perto de nós. Com a atitude correta, podemos acolher os outros e consequentemente ser acolhidos.

Ferramentas para usar em tempo real

Muitos livros e artigos prometem revelar o segredo da autoconfiança instantânea para falar com outras pessoas. Só que o desenvolvimento da confiança social não depende apenas de saber o que fazer durante as interações. A ansiedade social que nos leva a empacar aparece antes, durante e após as interações em si. Então aqui vão algumas ferramentas para lidar com isso.

Não saia de fininho

Quando nos sentimos ansiosos ou desconfortáveis em eventos sociais, é natural que queiramos um tempo para repor as energias. Talvez a gente vá ao banheiro ou volte para casa mais cedo só para não ter que puxar papo. Ou talvez até fiquemos ali entre as pessoas, mas na segurança de uma tela, olhando o celular para evitar momentos incômodos. Só que essas atitudes podem parecer antipáticas e afastar os outros. Nós nos concentramos tanto em buscar alívio para o desconforto que não percebemos que isso denota desinteresse. As pessoas acabam preferindo nos deixar em paz, não nos incomodar, e vamos embora nos sentindo solitários, confirmando a impressão que somos desinteressantes. É um ciclo.

Portanto, na próxima vez que você estiver num evento social, tente mergulhar de cabeça e resista à tentação de sair de fininho.

Pessoas confiantes não descobriram um jeito de evitar momentos desconfortáveis; elas apenas não se preocupam muito em evitá-los. Em vez disso, concentram-se em se divertir ou em conhecer melhor os outros. Às vezes, tentar fugir de uma situação nos leva diretamente para ela. Se nosso único pensamento for "Tente não parecer sem jeito, tente não dizer a coisa errada", então, quando menos esperarmos, estaremos constrangidos, sem conseguir pensar em nada para dizer, imersos no silêncio desconfortável que tanto queríamos evitar.

Pratique

Quanto mais tempo passamos sozinhos evitando interações, mais medo sentimos quando chega a hora de interagir. A boa notícia é que isso aponta para uma saída. Hábitos são criados quando o cérebro diminui a reação de estresse a um estímulo contínuo. Portanto, quanto mais prática tivermos em situações sociais, quanto mais resistirmos à vontade de evitar os outros, mais tranquila será essa experiência. Com o tempo, o cérebro aprenderá que essas interações não são tão perigosas quanto pareciam antes. Nesse processo, desenvolvemos habilidades sociais ao mesmo tempo que criamos memórias positivas.

Portanto, a chave para evitar a ansiedade social e os momentos desconfortáveis não é fugir de eventos sociais, mas encará-los como uma oportunidade de enfrentar esses medos e de praticar habilidades. É claro que não precisamos mergulhar logo de cara nas situações que mais nos apavoram. Comece com interações mais tranquilas e aumente o desafio aos poucos. O segredo é se permitir ter experiências positivas com alguma regularidade.

Não se compare, aprenda

Observar outras pessoas sociáveis pode ser um ótimo exercício, desde que façamos isso com o objetivo claro de aprender. Pessoas tímidas tendem a se comparar negativamente com o amigo mais popular de todos. Isso alimenta a ideia de que não ser o centro das atenções é um defeito inato e imutável. Quando acreditamos nisso, ficamos mais envergonhados e mais propensos a evitar os outros em vez de desenvolvermos nossas habilidades interpessoais.

Comparações podem nos levar a crer que somos os únicos nos sentindo desconfortáveis, mas pesquisas mostram que isso não é verdade. Pelo menos 90% dos universitários já se sentiram tímidos em algum momento da vida,[1] e 48% dos adultos se consideram tímidos.[2] Então faz sentido concluir que, em qualquer evento social, cerca de metade das pessoas vai se sentir desconfortável e o restante já terá tido momentos assim no passado. Nunca estamos verdadeiramente sozinhos nessa experiência tão humana. Portanto, na próxima vez que você olhar as pessoas ao redor em busca de sinais de rejeição, saiba que é mais provável que encontre sinais de timidez ou ansiedade.

Priorize sentimentos, não palavras

Quando nos sentimos tímidos ou um pouco ansiosos, as palavras nos faltam e ficamos sem assunto. Mas a solução para a timidez ou para esses silêncios constrangedores não é um roteiro ao qual recorrer. O vínculo que criamos com outras pessoas depende dos sentimentos que despertamos nelas. Há mil maneiras de levar alguém a se sentir acolhido e mais à vontade.[3]

A ansiedade nos diz que precisamos impressionar os outros e ser aceitos por eles. No entanto, quando nosso objetivo é estabelecer vínculos, devemos voltar nosso foco para a pessoa diante de nós, demonstrando interesse e apreço por ela. Para que o outro se sinta seguro, precisamos adotar uma postura gentil, sincera e confiável. Ajudar a criar um ambiente agradável para as outras pessoas acaba abafando nossos pensamentos inseguros. Como não podemos prestar atenção nas duas coisas ao mesmo tempo, o foco no mundo exterior ameniza nossos medos.

Pare de remoer interações do passado

Pessoas tímidas e ansiosas tendem a ficar remoendo tudo que foi dito num encontro, por melhor que tenha sido. Relembram momentos da conversa e imaginam o que a outra pessoa pensou delas, se sentem profundamente culpadas por qualquer bola fora e entram em desespero diante da possibilidade de serem julgadas para sempre pelos outros.

Remoer as coisas dessa maneira não faz bem, só piora seu humor e sua ansiedade.[4] Aceite os momentos desconfortáveis como parte da vida. Em vez de ficar se punindo, valorize o esforço que você fez ao interagir com os outros. Lembre que toda dança social vale a pena, mesmo quando você pisa no pé do parceiro. O momento já passou, então siga em frente para o próximo.

Desafie o efeito holofote

Todos nós superestimamos até que ponto as pessoas nos notam, nos analisam e nos julgam. Como somos o centro do nosso mundo, acabamos achando que estamos perto do centro do mundo dos outros. Mas a realidade é que a maioria das pessoas está analisando o próprio desempenho social, não o nosso. Isso não significa que somos invisíveis nem que elas não se importam; apenas que não pensam em nossas inseguranças de maneira tão profunda ou crítica quanto nós. Elas estão ocupadas consigo mesmas.

Ainda assim, tendemos a seguir a estratégia comum, porém pouco útil, de esperar num canto até que as pessoas sociáveis se aproximem e puxem assunto. Acreditamos que, se nos comportarmos direitinho, os outros farão o restante do trabalho, iniciando a interação e nos tirando do casulo. Só que isso reforça a ideia de que todo mundo está nos olhando e nos julgando, e que a falta de conexão com os outros só acontece porque nos comportamos mal. Isso também gera ansiedade porque estamos deixando nas mãos dos outros o controle da interação. Precisamos assumir as rédeas da nossa socialização, e isso significa saber puxar assunto e manter uma conversa fluindo.

Quando se sentir sob um holofote, sendo julgado por todo mundo, lembre-se de que essa é uma impressão equivocada. Não perca seu tempo com ela. Pense nisso como uma manifestação do seu estresse e como uma tentativa do seu cérebro de manter você em segurança. Agradeça à sua mente por lhe mostrar os piores cenários possíveis; não lute contra esses pensamentos; não interaja com eles nem acredite que são fatos. Só assim você se tornará livre para voltar sua atenção ao que realmente importa.

Procure sorrisos, não caretas

Esperar o pior das pessoas faz com que até o menor dos peixes pareça um tubarão. Portanto, ao interagir com alguém, busque conexão, não frieza. Encontre ideias, experiências e valores em comum.[5] Muitos vínculos se iniciam com uma conversa despretensiosa. É possível quebrar o gelo falando sobre o clima ou sobre uma experiência compartilhada, por mais simples que seja. Nada leva dois desconhecidos a trocar mais sorrisos do que descobrir que eles já moraram na mesma cidade, visitaram o mesmo país nas férias, conhecem determinada pessoa... Todos esses tópicos aparentemente banais são, na verdade, muito poderosos para desfazer a inibição inicial e dar um gás à conversa.

Aprendizados

- Quando uma interação social fica desconfortável de repente, em geral é porque nos distraímos e nos distanciamos da conversa, preocupados com a impressão que estamos causando na outra pessoa. Isso pode gerar ainda mais ansiedade se acreditarmos que o problema é incontornável.
- Ao conversar com alguém, passe menos tempo se preocupando em dizer a coisa certa e em parecer mais confiante. Em vez disso, concentre-se em turbinar a confiança das pessoas ao seu redor, demonstrando interesse e garantindo que elas se sintam aceitas e acolhidas.
- Pessoas confiantes não descobriram um jeito de evitar momentos desconfortáveis; elas apenas não se preocupam muito em evitá-los. Em vez disso, concentram-se em se divertir ou em conhecer melhor os outros. Às vezes, tentar fugir de uma situação nos leva diretamente a ela.
- A chave para evitar a ansiedade social e os momentos desconfortáveis não é fugir de eventos sociais, mas encará-los como uma oportunidade de enfrentar esses medos e praticar habilidades.
- Pare de remoer interações do passado. Isso só vai desanimar você e aumentar sua ansiedade. Celebre o fato de ter conseguido encarar esses medos e, mesmo que a experiência não tenha sido tão boa, siga para a próxima.
- Ao interagir com alguém, busque na conversa sinais de conexão, não de frieza. Encontre ideias, experiências e valores em comum.

"Pessoas confiantes não descobriram um jeito de evitar momentos desconfortáveis; elas apenas não se preocupam muito em evitá-los. Em vez disso, concentram-se em se divertir ou em conhecer melhor os outros. Às vezes, tentar fugir de uma situação nos leva diretamente a ela."

Para você ler quando...
Dra. Julie Smith

CAPÍTULO 4

Quando você se sentir deslocado e quiser se enturmar

"Ser você mesmo num mundo que constantemente tenta nos transformar em outra coisa é a maior conquista possível."
— Ralph Waldo Emerson

Minha carta para você

Sempre que estamos em grupo, refletimos: *Aqui é meu lugar?* Olhamos em volta em busca de um rosto simpático e esperamos pacientemente ser bem recebidos. A necessidade de nos sentirmos seguros como membros do grupo é tão fundamental que nosso cérebro continua buscando essa garantia mesmo quando estamos entre velhos amigos. Ficamos tão alertas que basta uma sobrancelha erguida ou um revirar de olhos para disparar nossa ansiedade.

O sentimento de exclusão pode levar você a querer se adaptar para agradar aos outros. Não há nada de errado nisso; é algo que fazemos em pequenas doses todos os dias. Mas isso também revela a importância que damos a determinado grupo. O que acontece quando nossa aceitação depende de não sermos nós mesmos ou de fazermos coisas que nos deixam desconfortáveis? Talvez não estejamos sendo aceitos, mas manipulados.

Essa força primitiva que nos leva a nos aproximar dos outros é tão dominante que quase nunca paramos para refletir: *Quero mesmo me enturmar com essas pessoas? Esse grupo é capaz de me oferecer uma sensação verdadeira e profunda de acolhimento, mesmo eu sentindo que posso ser excluído a qualquer instante? É um grupo no qual me sinto seguro?* Talvez estejamos tão focados em não desagradar aos outros, em fazer com que gostem de nós, que nos tornamos extremamente ansiosos.

Essa reflexão abre nossos olhos para as opções diante de nós e para o fato de não precisarmos nos enturmar em todos os lugares nem ser aceitos por todo mundo. Agora, se sua resposta for "Sim, quero muito me enturmar aqui", então o próximo passo é encontrar um jeito de se conectar com os membros do grupo.

Mesmo que não sejamos especialmente ansiosos, quando entramos num ambiente sem saber se seremos bem recebidos, nosso corpo fica alerta. A reação natural diante da incerteza é ficar com um pé atrás avaliando a situação. É por isso que permanecemos distantes por algum tempo, torcendo para alguém nos acolher e finalmente relaxarmos. Só que, quando fazemos isso, esquecemos que a maioria das outras pessoas busca o mesmo em nós. Todo mundo quer se sentir bem-vindo, e nosso pé atrás não ajuda ninguém.

Há quem diga que, nesses momentos, precisamos ter coragem de ficar sozinhos. Mas, para mim, é ainda mais transformador ter coragem de criar conexões. Quando tiramos o foco da sensação que as pessoas nos causam e passamos a prestar atenção no que podemos oferecer a elas, imediatamente ganhamos certo controle da situação. Abandonamos a preocupação de sermos aceitos. Agora quem acolhe somos nós; assumimos a responsabilidade pela conexão.

Essa é uma postura que pode parecer bem radical, já que, quando nos sentimos deslocados, nosso instinto nos leva a esperar pela iniciativa dos outros. Mas desafio você a fazer este experimento:

chegue a um lugar com a missão de fazer com que os outros se sintam bem-vindos. Demonstre interesse verdadeiro por cada pessoa, sem esperar nada em troca, e veja o que acontece.

🔧 Ferramentas para usar em tempo real

O sentimento de conexão, tanto dentro quanto fora de casa, é um grande indicador de saúde mental.[1] Não há ferramenta melhor do que aquela que nos ajuda a melhorar nossa capacidade de nos conectar com os outros. Para muitas pessoas, aperfeiçoar essa arte também demanda cuidar da ansiedade social, aprender habilidades de comunicação e desenvolver a assertividade. Mas aqui estão algumas ferramentas que você pode usar em situações sociais sempre que quiser se sentir mais enturmado.

Procure nos lugares certos

Antes de qualquer coisa, avalie se você está num lugar capaz de oferecer aceitação e acolhimento. Muita gente tenta se enturmar nos lugares errados. Temos crenças tão enraizadas sobre quem somos e o que merecemos, que não costumamos pensar nelas no dia a dia. Mas a verdade é que, quando o mundo nos leva a acreditar que nunca seremos amados, aceitos ou bem-sucedidos, podemos concluir que não merecemos fazer parte de um grupo que nos ame, nos aceite ou nos ajude a crescer. Em vez disso, buscamos aceitação em grupos que reforçam nossa autoimagem terrível e nos mantêm estagnados.

Não podemos eliminar nossa necessidade de acolhimento, mas podemos escolher com cuidado onde tentaremos saciá-la. Caso você se sinta deslocado num grupo, questione:
- Eu quero mesmo me enturmar com essas pessoas?
- Fazer parte desse grupo seria positivo para mim?

- Até que ponto eu teria que mudar minha personalidade, minhas crenças ou meus valores para ser aceito? Isso me incomodaria?

Procure o que você deseja encontrar

Quando estamos num grupo e esperamos críticas ou rejeição, é porque nosso cérebro está trabalhando para nos manter seguros. Ele faz uma varredura no ambiente em busca de ameaças, e quem procura acha.

Se nosso foco for nos proteger de potenciais julgamentos, ficaremos com um pé atrás: *Quanto menos me conhecerem, menos poderão me magoar.* Só que manter distância das pessoas faz com que elas questionem o que achamos delas. Elas também estão em busca de sinais de segurança. Portanto, aquilo que começa como autoproteção acaba impedindo a criação de vínculo. Quando a outra pessoa se distancia em reação à nossa aparente falta de interesse, ela também está se protegendo dos sinais que enviamos.

O escritor David Brooks explica muito bem essa questão: "Quem busca beleza provavelmente encontrará maravilhas, mas quem busca ameaça encontrará perigos."[2] Interações sociais mudam completamente quando lembramos que nossa atenção é como um holofote sob nosso controle. Sentir-se querido e aceito é consequência da conexão que criamos com outras pessoas, e temos poder sobre essa conexão. Ela costuma nascer do nosso interesse genuíno pela outra pessoa. Para isso, precisamos tentar descobrir mais sobre sua vida e sobre o que é importante para ela. Isso a ajuda a se sentir valorizada, como gostaríamos de nos sentir também.

Se na hora da conversa você costuma ficar sem assunto por causa da ansiedade, não há nada de errado em criar um roteiro com antecedência. Mas o segredo é permanecer verdadeiramente interessado na pessoa à sua frente. Quando esse é o foco principal, a conversa flui com naturalidade e a outra pessoa se sente bem-vinda.

Mude seu foco e tome a iniciativa

Não fique esperando que alguém o acolha. Seja você a pessoa que acolhe.

Mude seu mindset e troque o medo pela aproximação. Em vez de se deixar paralisar diante dos holofotes, entre no modo proativo e se concentre nos seus objetivos.

Se seu foco for simplesmente evitar rejeições, você passará o tempo todo tentando permanecer invisível, provavelmente se sentindo desconectado das outras pessoas.

Quando assume a responsabilidade de criar conexões e ajudar os outros a se sentirem aceitos, você não precisa de um roteiro passo a passo. Basta analisar o tempo todo: *Estou me distanciando ou favorecendo a proximidade?*

Essa é uma grande mudança, especialmente para pessoas que sofrem de ansiedade social. Elas costumam se concentrar em si mesmas, sempre temendo julgamentos e rejeições. Ao fazermos isso, nos sentimos completamente à mercê do grupo e, quando ele não é receptivo, começamos a questionar nosso valor. Procuramos bondade e acolhimento no rosto dos outros em vez de sermos nós o rosto caloroso e acolhedor. Num grupo de pessoas que precisam se sentir bem-vindas, quem assume a responsabilidade pela recepção? Esse é um papel que, é claro, requer vulnerabilidade. Afinal, nem todo mundo aceitará nosso convite. Então não devemos avaliar nosso valor com base na reação de todas as pessoas com quem tentamos interagir. Eu poderia escrever vários livros para listar todos os diferentes motivos pelos quais o desinteresse de alguém não tem nada a ver com a pessoa que tentou iniciar o contato. Levar isso para o lado pessoal é um equívoco que só nos afasta da nossa meta de nos enturmar.

Encontre interesses mútuos

Agora que sabemos que todo mundo deseja se sentir acolhido, como podemos criar essa sensação nas outras pessoas?

Quando nos sentimos deslocados num grupo, nosso cérebro começa a buscar freneticamente sinais de que somos inadequados, o que nos leva a superdimensionar qualquer diferença encontrada. Antes mesmo de puxarmos papo com alguém, já nos sentimos diferentes e isolados, ignorando todas as evidências de que somos mais semelhantes do que imaginamos.

Nesses casos, qualquer interesse em comum pode ser útil. Acredito que seja por isso que as pessoas tendem a falar sobre o clima ou o trânsito. Afinal, ninguém se conhece ainda, mas todos chegaram ali debaixo de chuva, então esse é um assunto que une todo mundo e ajuda a quebrar o gelo. É comum vermos comediantes ganhando a simpatia do público ao iniciar sua apresentação com piadas sobre a cidade em que estão. É um interesse mútuo, um ponto de partida para gerar conexões. Esses momentos sutis têm sua beleza e abrem as portas para dizermos: *Entre, você é bem-vindo aqui.*

Então, quando quiser se enturmar, tente encontrar semelhanças. Talvez você e a outra pessoa tenham filhos ou não estejam gostando da comida. Os detalhes não importam. O que importa é o momento de conexão.[3]

Aprendizados

- A sensação de acolhimento é uma necessidade humana inescapável, mas podemos escolher como lidar com ela. Quando você perceber que está fingindo ser outra pessoa para se enturmar, pare um pouco e reflita se precisa mesmo se sentir aceito nesse grupo.
- Há quem diga que precisamos ter coragem de ficar sozinhos quando nos sentimos deslocados. Mas há um caminho melhor para todo mundo: ter coragem de criar conexões.
- Se você buscar o melhor nas pessoas, encontrará o melhor. Mas, se buscar o pior, é isso que vai encontrar. Não se concentre nos julgamentos que deseja evitar. Isso só dificulta as conexões.
- Em vez de alimentar a preocupação de ser aceito pelos outros, demonstre interesse pelas pessoas e veja o que acontece.
- Ao iniciar uma interação, encontre interesses mútuos. Mesmo que sejam banais, eles são a base para aprofundar a conversa.

"Não fique esperando que alguém o acolha. Seja você a pessoa que acolhe."

Para você ler quando...
Dra. Julie Smith

CAPÍTULO 5

Quando você sempre disser "sim" querendo dizer "não"

"Há momentos em que, ao dizer 'sim' aos outros, você está dizendo 'não' a si mesmo."
— Paulo Coelho

Minha carta para você

Quando parecer impossível dizer "não" a outras pessoas, mesmo nos momentos mais necessários, reflita seriamente sobre os motivos por trás disso. Ser capaz de se impor é uma das habilidades mais básicas da vida. Muita gente aprende que ser bom significa ser legal, e que é preciso manter todo mundo confortável e satisfeito. Mas saber dizer "não" às coisas certas é uma das principais características de uma boa pessoa.

Se você fizer questão de ser bonzinho em todas as situações, então sua bondade estará à mercê dos desejos e da ideologia das pessoas a quem está servindo. Ser uma boa pessoa não significa seguir o pensamento dos outros nem esperar permissão ou orientação para fazer qualquer coisa. Ser uma boa pessoa é muito, muito mais complexo que isso. É algo que nos exige pensar profundamente e por conta própria sobre o que é certo e o que é errado, sejam quais forem os sentimentos do outro.

Haverá momentos na vida em que ninguém estará ao seu lado; você terá que lutar sozinho pelos seus objetivos ou talvez pelos objetivos de algum ente querido. De toda forma, precisará de ferramentas para se defender e se fazer ouvir. Do contrário, acabará atropelado pelas pessoas que não se sentem obrigadas a ser "boazinhas" o tempo todo.

Não me entenda mal: se você tem dificuldade em dizer "não", não precisa se recriminar. Preocupar-se com os sentimentos dos outros não é uma falha de caráter que precisa ser erradicada. Na verdade, pessoas que naturalmente gostam de agradar têm uma grande vantagem em certas atividades, como cuidar de crianças pequenas. É aí que a sensibilidade aos sentimentos dos outros se torna um superpoder e ajuda a gerar uma conexão extremamente necessária para o desenvolvimento do bebê. Ou talvez a tendência a agradar tenha sido uma estratégia de sobrevivência durante uma infância difícil. De toda forma, o que quero mostrar é que a vontade de agradar não é um defeito por si só, mas precisamos saber nos defender de vez em quando. Sem isso, relacionamentos adultos se tornam perigosos.

E, quando digo "perigosos", não estou exagerando: dizer "sim" quando queremos dizer "não" compromete não apenas nossas preferências e necessidades, mas também aquilo que sabemos ser correto e verdadeiro. Quando cruzamos essa fronteira, ignorando nosso julgamento e basicamente nos traindo para agradar outra pessoa, tudo entra em colapso.

Nossa autoimagem vai sendo dilacerada por todas essas pequenas traições, que, no momento, parecem insignificantes. Afinal, que diferença faz uma rachadura minúscula numa represa? Se toleramos uma sem maiores danos, por que não tolerar duas ou três? Relacionamentos não se tornam tóxicos da noite para o dia. Eles vão degringolando um pouquinho de cada vez.

Mas como saber que estamos seguindo esse rumo? Bem, talvez

digamos "Não tem problema" muito mais do que "sim" ou "não". Talvez tenhamos absorvido tanto as preferências, necessidades e crenças das outras pessoas que acabamos perdendo a maioria das nossas. Talvez tenhamos nos encolhido para nos encaixar no espaço oferecido a nós. Porém, sempre que não temos força para dizer "não", instantaneamente abdicamos do nosso poder. Se não tivermos o poder de nos impor para viver de acordo com aquilo em que acreditamos ou para proteger nossa saúde física e mental, então estaremos vulneráveis a manipulações e explorações, e até nosso próprio senso de moralidade será facilmente destruído nas mãos de pessoas que nos subjugam.

Com esta carta, não estou simplesmente dizendo que você precisa tomar coragem para dizer "não" de vez em quando e ter uma vida feliz. Estou dizendo que você nem imagina como sua personalidade pode ser anulada se você não começar a lidar com essa questão agora.

Dizer "não" quando necessário manterá você e seus relacionamentos saudáveis, mas não só isso. Em certos momentos, essa será sua única proteção contra forças externas que facilmente o manipulariam até você se tornar alguém que não quer ser.

Então, veja bem, nunca considere a incapacidade de dizer "não" um problema de menor importância. É algo grave tanto para você quanto para as pessoas ao seu redor. A boa notícia é que quanto mais você praticar, mais ganhará coragem e mais sua vida refletirá suas próprias escolhas e intenções.

Deixar que outra pessoa decida seu caminho não é justo com ninguém. Qualquer decisão errada transformará você em vítima das escolhas alheias. Tenha sua própria bússola e saiba aonde quer ir e por quê. Assim, será muito mais fácil entender quando pode dizer "sim" e quando deve dizer "não".

🔧 Ferramentas para usar em tempo real

Decidir entre agradar a si mesmo e agradar aos outros não é nada fácil, em parte porque as emoções por trás desse dilema não são geradas apenas no presente; elas também vêm do passado.[1] Não é tão simples trocar um "sim" por um "não". As emoções nos puxam em diferentes direções, como correntes marítimas opostas. Não há saída fácil.

Aprender a dizer "não" exige certa assertividade e uma boa dose de coragem para lidar com fortes emoções. Então vejamos alguns recursos que podem nos ajudar nesse caminho.

Lide com a culpa de dizer "não"

De todas as emoções que dificultam o "não", a culpa é uma das mais poderosas. Dizer "sim" quando precisamos dizer "não" é um escambo emocional. Não queremos carregar a culpa, então cedemos, achando que sairá mais barato carregar a pequena dose de ressentimento que isso causa – mas é um barato que sai caro. Afinal, toda vez que trocamos a culpa pelo ressentimento, o peso dele vai aumentando. O ressentimento não se dissolve nem desaparece; ele cresce e gera amargura e ondas de raiva que parecem surgir do nada. E quanto mais ele aumenta, mais difícil se torna escondê-lo de nós mesmos e das pessoas em nossa vida. Conviver com a gente passa a ser complicado. Se nunca insistirmos nem argumentarmos a favor daquilo que queremos, as pessoas não saberão o que estamos pensando e, quando elas errarem, o ressentimento dará as caras, espalhando tristeza e amargura. Com isso, acabamos magoando justamente as pessoas que queríamos agradar.

Mas como dizer "não" sem culpa? A resposta rápida é: deixe a culpa ali mesmo. Quando sabemos que uma decisão é melhor que outra, podemos deixar a culpa nos acompanhar. Sentimentos são uma ótima fonte de informações, mas não apresentam todos os fatos. Então devemos escutar suas sugestões, mas sem esquecer quem está no controle. Não precisamos eliminar a culpa para seguir em frente. Se estivermos dispostos a carregá-la conosco, ela não será um empecilho.

Se você sente culpa sempre que diz "não", mesmo quando é a coisa certa a fazer, pratique a técnica da atenção plena. Ela fortalece nossa habilidade de perceber esse sentimento e nos distanciar dele, como se o observássemos de longe. Assim, podemos notar nossa vontade de ceder, ao mesmo tempo reconhecendo que é possível trilhar outro caminho mais correto. No meu canal do YouTube, em inglês, disponibilizo algumas meditações guiadas para ajudar você a começar.

Ressignifique suas emoções

Sentimentos não são gerados apenas no presente; eles também ecoam o passado. Houve uma época na vida em que fazíamos de tudo para alegrar os adultos ao redor, e a busca por aprovação era uma forma de manter nossa conexão com eles. Na primeira infância, esse apego era essencial e suplantava qualquer outra necessidade que tivéssemos. Fazia sentido na época. Anos depois, em relacionamentos adultos, essa culpa pode parecer quase automática e continuar dando as caras sempre que nossas necessidades frustram os outros. Porém, aquilo que antes poderia ser um sinal de perigo agora precisa ser ressignificado como algo positivo. Estamos defendendo nossas crenças, cuidando de nós mesmos, esclarecendo nossas necessidades, nos defendendo e encarando conflitos em vez de aceitar derrotas.

Tenha mais medo de decepcionar a si mesmo do que aos outros

Enquanto aprendemos a impor nossa vontade, as outras pessoas continuam sendo uma parte importante do processo. Torcemos para que gostem de nós e queiram nos manter por perto. Mas também temos medo do abandono e, se acharmos que existe a menor chance de sermos largados por alguém importante, colocaremos a opinião dessa pessoa acima da nossa. A narrativa é a seguinte: *Eu vou me sentir seguro se deixar todo mundo feliz e satisfeito com meu comportamento. Contanto que eu seja aceito pelos outros, aceitar a mim mesmo se torna menos importante.* Se você se sente uma pessoa ruim sempre que diz "não" a alguém, talvez isso se deva à sua natureza cordata, mas também pode ser resultado de experiências na infância. Ressignifique isso, como fizemos com a culpa.

Não há nada de errado em temer decepcionar os outros, mas precisamos ter mais medo ainda de decepcionar a nós mesmos. É claro que há pessoas cuja opinião valorizamos, mas, quando se trata das nossas escolhas, somos nós que precisamos tomar as decisões, então nossos valores devem ser a bússola que determina a direção que seguiremos.

Assim, saiba que você não vai simplesmente acordar um dia decidido a valorizar apenas a sua opinião e a ignorar o que os outros dizem. Para construirmos uma identidade própria que não seja dominada pela preferência dos outros, precisamos tomar atitudes. Devemos romper padrões, experimentar coisas novas, nos colocar em situações diferentes para descobrir como elas nos transformam, criar conexões ou resgatar hábitos que antes faziam parte da nossa rotina simplesmente porque gostávamos deles. Não nos tornamos quem queremos ser apenas estalando os dedos, mas vivendo. Com isso em mente, para aprendermos a nos impor, temos que nos comprometer a cuidar de nós mesmos diante da possibilidade da rejeição. Boa parte do que nos motiva a dizer "sim" quando devemos dizer "não" é um medo profundo do abandono. É um comportamento que busca segurança. Por outro lado, quando cuidamos da nossa vida e da nossa autoestima, acreditamos que somos capazes de sobreviver à rejeição. Até que isso aconteça, estabelecer limites saudáveis vai parecer mais assustador do que realmente é.

Pense em tudo que você mudaria com um simples "não"

Quando "Não tem problema" passa a ser nossa resposta-padrão para tudo, deixamos de nos enxergar como uma pessoa que tem preferências. Nem sequer conseguimos imaginar como a vida seria se essas preferências fossem priorizadas. Então pare por um instante e faça essa reflexão agora.

Experimente

Se não sabemos aonde queremos ir, é bem mais difícil chegar lá. Então tire um momento para criar a imagem daquilo que você almeja, escrevendo respostas detalhadas para as perguntas a seguir.

Imagine-se passando um dia inteiro imerso em várias tarefas e interações com a firme crença em que seus valores, suas preferências e seus princípios são tão válidos e dignos quanto os de qualquer outra pessoa. Nesse cenário hipotético, você está se esforçando para não ignorar as próprias necessidades.

- O que isso exigiria?
- Em termos reais e concretos, que comportamentos você teria que mudar?
- Em que novas situações você passaria a dizer "não"?
- Em que momentos você precisaria de mais coragem?
- O que você teria a perder e o que poderia ganhar?
- Agora imagine que você faz isso todos os dias com sucesso. Após um ano, o que mudaria em sua vida?
- Quais seriam as vantagens para as pessoas com quem você convive?

Quando o "não" for ignorado

É você que se recusa a dizer "não"? Ou são os outros que não o escutam? Se for esse o caso, essas pessoas estão ultrapassando seus limites, e reconhecer isso é essencial para a mudança. É um erro partir do princípio de que o comportamento dos outros é sempre inofensivo. Fique alerta aos sinais de manipulação que levam você a se sentir impotente, sem conseguir estabelecer limites saudáveis. Preste atenção em pessoas que:

- Mentem, inventam desculpas e culpam você por problemas que são responsabilidade delas.
- Omitem verdades inconvenientes e só compartilham o que interessa a elas.
- Fazem gaslighting. Essa é uma forma de manipulação que leva a ou-

tra pessoa a duvidar do próprio julgamento. Isso cria dependência, já que o manipulador se apresenta como a melhor ou a única fonte da verdade.
- Têm comportamentos passivo-agressivos.
- Usam a própria generosidade como moeda de troca para influenciar suas decisões.
- Fazem papel de vítima, colocando você no papel de salvador. Elas apelam para sua compaixão e seu senso de responsabilidade, recusando-se a cuidar de si mesmas caso você não faça isso por elas.
- Fazem papel de vítima quando você tenta impor suas próprias necessidades, colocando você no papel de vilão. "Como você tem a audácia de reclamar de alguma coisa? Acha que está numa situação ruim? Minha situação é muito pior."
- Não são claras sobre aquilo que desejam, aproveitando-se das suas emoções, quer sejam culpa, ansiedade ou senso de responsabilidade.
- Fazem críticas constantes acompanhadas de "Eu te amo". Insinuam que tudo que fazem é para o seu bem, então você não deve se ofender.
- Induzem você a pensar em termos de tudo ou nada: só dá para atender às suas necessidades *ou* às delas. Se você cuidar dos próprios interesses, elas vão insinuar que você parou de se importar com elas.

Caso identifique algum desses sinais, mantenha-se firme. O que você deve fazer é entender quais são os recursos de assertividade ao seu dispor, praticá-los e aprender a discernir quais relacionamentos são saudáveis e quais anulam suas necessidades e preferências.

Recursos de assertividade

Para se defender da melhor maneira possível, você precisa se armar com boas habilidades de comunicação.[2] Esse é um dos campos mais valiosos da psicologia e, se você puder contar com a ajuda de um profissional, terá a vantagem de refletir regularmente sobre como esse novo aprendizado afeta sua vida e aprenderá a voltar aos trilhos quando insistir em velhos hábitos.

A assertividade vai muito além da simples comunicação. Ela ajuda a desenvolver clareza mental sobre nossos valores e objetivos e sobre quem desejamos ser. Com isso, compreendemos melhor o que queremos em cada situação e por quê. Passa a ser mais fácil reconhecer o momento de dar um basta e defender a si mesmo.

Então, em primeiro lugar, reserve algum tempo para refletir sobre o que é importante na sua vida e sobre como você deseja se comportar nos seus relacionamentos, sempre respeitando seus valores. No Anexo no fim do livro há um guia sobre como fazer isso.

Depois de entender seus objetivos, você deve prestar atenção nos sentimentos que surgem nos momentos em que precisa se impor, mas tende a recuar. Associe esses sentimentos ao conjunto claro de valores que você pretende seguir. Isso guiará suas decisões e impedirá que seja atropelado pela necessidade de agradar aos outros.

Caso queira começar a se impor no futuro, vá pensando nos argumentos mais articulados. Escreva suas opiniões e justifique. Nesse processo, evite fazer julgamentos ou jogar a culpa nas outras pessoas, já que isso pode colocá-las na defensiva. Tenha em mente que não se trata de uma guerra. É bem provável que você não queira prejudicar seus relacionamentos, o que pode acabar acontecendo se houver explosões, gritos e exigências agressivas. E ser passivo-agressivo também não ajuda em nada. Então evite qualquer agressão velada, seja na forma de sarcasmo ou frieza. Explique que você também se importa com as necessidades e os desejos das outras pessoas, mas permaneça firme na sua decisão e nos seus motivos para isso.

Aqui vai uma pequena lista dos elementos da comunicação assertiva:

1. Tente mostrar que compreende a situação com o máximo possível de neutralidade e objetividade para evitar que a outra pessoa fique na defensiva.
2. Você pode explicar como se sente, mas aponte questões específicas e comportamentos concretos. Não caia na tentação de fazer comentários genéricos sobre o caráter da outra pessoa ou de generalizar um problema dizendo "Isso sempre acontece". Em vez de "Você sempre faz tal coisa e eu odeio isso", tente dizer "Quando você faz X, eu sinto Y".
3. Ao dizer "não", evite enrolar. Vá direto ao ponto e seja claro.
4. Se a outra pessoa reagir bem às suas opiniões e decidir fazer as mu-

danças que você está pedindo, retribua com gentileza e gratidão. Isso ajudará muito a reforçar o comportamento dela no futuro.
5. Se a pessoa reagir mal, insistindo em ultrapassar seus limites, gritando ou ofendendo você, mantenha o foco. É aí que entra a técnica do disco arranhado. Continue usando o discurso que você preparou e não tenha medo de repeti-lo quantas vezes forem necessárias.
6. Tendo ou não um roteiro pronto, a maneira como você se apresenta é essencial. Olhe nos olhos da pessoa com calma, assuma uma postura confiante e fale com firmeza, mas sem agressividade. Caso você inicie a conversa cheio de timidez ou exploda num ataque de fúria, acabará sacrificando a eficácia do seu argumento e terá bem menos chance de alcançar o resultado desejado.
7. Caso exista um meio-termo que beneficie ambas as partes, não há nada de errado em aceitá-lo. Mas certifique-se de que ele será vantajoso para os dois. Se você ficar ressentido, é porque provavelmente desistiu rápido demais da negociação.

Aprendizados

- Infelizmente, muita gente acredita que ser uma boa pessoa significa ceder às exigências dos outros, sempre dizendo "Não tem problema". Mas só a assertividade nos permite ser de fato uma "boa pessoa". Sem ela, deixamos a vida nos levar em qualquer direção.
- Há momentos na vida em que precisamos nos defender sozinhos ou lutar pelos direitos das pessoas que amamos. Para isso, precisamos de coragem para nos impor e de habilidades para negociar com outras pessoas que não se esforçam para parecer "boazinhas". A boa notícia é que essas habilidades podem ser aprendidas com a prática.
- No início, praticar a assertividade gera sentimentos de culpa. Mas essa culpa pode ter raízes no passado. Ela não indica que é errado dizer "não". Caso a decisão esteja de acordo com seus valores, você será capaz de superar sentimentos antigos.

- Muitas vezes, quando precisamos nos defender ou dizer "não", a saída mais fácil parece ser evitar o conflito. Só que a saída mais fácil nos prejudica a longo prazo.
- Um dos nossos maiores desafios é superar a indecisão e a relutância em encarar os conflitos.
- A assertividade costuma ser vista como um mero recurso de comunicação, mas saber quando usá-la é uma das habilidades mais importantes se quisermos nos defender. Depois de equipados com as ferramentas certas, precisamos ter clareza sobre quem desejamos ser e sobre como queremos conduzir nossos relacionamentos e nossa vida em sociedade. A partir daí se torna mais fácil entender quando é preciso bater o pé e dar um basta.
- Se você passou a vida inteira tentando agradar aos outros, não vai mudar de atitude da noite para o dia. Haverá momentos em que precisará se impor, mas terá vontade de recuar. Quando isso acontecer, talvez você seja atropelado antes de ter tempo de pensar nos valores que deseja seguir. Esses momentos não terão sido em vão se você estiver disposto a aprender com a experiência. Entenda por que foi difícil dessa vez e pense em como superar os problemas na próxima. Isso guiará suas decisões em situações semelhantes no futuro.

"Não há nada de errado em temer decepcionar os outros, mas precisamos ter mais medo ainda de decepcionar a nós mesmos."

Para você ler quando...
Dra. Julie Smith

CAPÍTULO 6

Quando você tiver que lidar com pessoas passivo-agressivas

"Ninguém é capaz de nos causar uma sensação de inferioridade sem o nosso consentimento."
— Eleanor Roosevelt

Minha carta para você

"Parabéns por essa conquista! Ninguém imaginava que você iria tão longe." Ai. Algo que começou parecendo um elogio simpático subitamente se torna uma alfinetada que permanece doendo por dias. Como rebater uma fala que talvez não tenha sido mal-intencionada? Só nos resta questionar o que a pessoa realmente acha de nós. Teria sido mais fácil interpretar um tapa na cara.

O comportamento passivo-agressivo assume inúmeras formas e isso acontece porque, verdade seja dita, todo mundo recorre a ele em algum momento enquanto não aprende a se comunicar melhor. Comentários impensados geram desconforto, mas nada nos desampara mais do que a alfinetada de alguém que parece estar do nosso lado. É angustiante perceber que essa pessoa quer nos ver sofrendo um pouquinho, que uma demonstração mesquinha de superioridade vale mais que nossa amizade, que a inveja às vezes se esconde por trás de sorrisos. Uma atitude assim mancha a imagem que temos da outra pessoa e corrói a confiança de um jeito quase irreparável.

Esse tipo de golpe é doloroso, mas não se deixe distrair pela dor. Dê um passo para trás e observe a situação como um todo. Há muito que aprender com essa experiência e com todas as outras que ainda estão por vir. Essa não será a última vez que alguém será mordaz com você, então aprenda agora para saber o que fazer no futuro. Saiba lidar com pessoas venenosas, prevendo seus movimentos e reagindo com um sorriso astucioso, mas não perca o foco dos seus objetivos nem caia na tentação de se rebaixar ao nível delas. Não há necessidade de se sentir intimidado nem de intimidar ninguém com comentários ferinos. Não assuma o papel de vítima. É impossível vencer essa disputa, e nos tornamos menores quando entramos nela.

Quando caímos no joguinho de gente que não está do nosso lado, isso nos distrai dos nossos objetivos mais importantes. Ao lidar com esse tipo de pessoa, aprenda e siga em frente. Não caia na tentação de ficar remoendo um comentário e alimentando as próprias inseguranças. Isso faz mal à autoestima. A pessoa passivo-agressiva quer justamente que você se sinta inseguro. Isso reflete os sentimentos dela, não uma suposta inadequação sua.

🔧 Ferramentas para usar em tempo real

Às vezes só percebemos que um ambiente estava escuro depois que alguém acende a luz. Da mesma forma, quando alguém começa a nos alfinetar, nem sempre entendemos imediatamente por que estamos nos sentindo incomodados e excluídos. Então agora vamos aprender a identificar esses ataques. Veremos alguns dos motivos pelos quais as pessoas agem assim. Compreender por que algo acontece não justifica o ato em si, mas nos ajuda a não levar para o lado pessoal. Alfinetadas geram insegurança em suas vítimas, e é nossa habilidade de entender a situação que nos permite ter uma reação resiliente e produtiva.

Como identificar comportamentos passivo-agressivos

Nem sempre é fácil identificar uma alfinetada, mesmo que ela cause o impacto pretendido, ou seja, mesmo que faça estrago. Num momento estamos calmos e, no outro, nos pegamos tensos, angustiados e confusos. Aparentemente estava tudo bem, mas sentimos uma repentina insegurança. A pessoa que parecia gostar de nós nos deixa com a pulga atrás da orelha. Talvez haja certa hostilidade no ar, porque o sorriso dela não combina com o sentimento despertado em nós.

Pode parecer também que não somos mais aliados, e sim adversários. Estamos disputando um jogo que até então desconhecíamos. Percebemos que a outra pessoa está a ponto de nos rejeitar. Ficamos surpresos, porque tudo parecia estar bem. Mas, ao que parece, a pessoa estava incomodada com algo em nós e deixou esse incômodo escapar de modo a se sentir em vantagem novamente. Talvez ela se faça de vítima, desabando numa poltrona confortável após um dia cansativo, nos incumbindo da tarefa de entender o que fizemos de errado. Se isso nos afetar, ela se sentirá instantaneamente mais importante e vencerá a rodada.

Um comportamento passivo-agressivo acontece quando as emoções negativas de alguém são expressadas de forma indireta e com uma dose de hostilidade.[1] Pessoas assim podem, por exemplo:

- Fazer comentários maldosos
- Ser sarcásticas
- Fazer elogios que no fundo ofendem
- Decidir não fazer algo que já havia sido combinado
- Tratar você com mau humor, frieza e indiferença
- Sutilmente excluir você do círculo social delas

- Fazer fofocas ou questionamentos sobre seu caráter para outras pessoas
- Concordar em fazer algo deixando claro que não têm tempo nem vontade, ou que dará muito trabalho
- Fazer comentários aparentemente inofensivos que abalam sua autoestima e geram insegurança

Nesses casos, é provável que inveja, ciúme e outras emoções negativas façam parte da equação.

Esse deve ser o fim da amizade?

Todos nós temos comportamentos passivo-agressivos em algum momento da vida. Só que algumas pessoas amadurecem com o tempo, outras não. Podemos ignorar uma ou outra bola fora, mas um padrão que se perpetua torna tóxico qualquer relacionamento.

Alfinetadas e vitimização são comportamentos típicos de pessoas com tendência ao narcisismo dissimulado.[2] A narrativa delas costuma ser: "Minha vida é mais difícil que a de todo mundo, e você devia se sentir culpado por causa disso. Jamais me peça alguma coisa e sempre atenda às minhas expectativas. Do contrário, você será o vilão da minha história." Regras implícitas como essas não fazem parte de um relacionamento saudável.

Por que as pessoas fazem isso?

Lidamos melhor com essa questão quando pensamos nos motivos que levam alguém a nos tratar assim. A incerteza e as inseguranças geradas pelo comportamento passivo-agressivo nos fazem imaginar que ele é uma consequência dos nossos atos, quando na verdade ele provavelmente é apenas um reflexo de como a outra pessoa se relaciona com o mundo. Compreender isso não é justificar nem aceitar um comportamento maldoso, mas olhar de fora e entender que nesse caso o problema é do outro, não nosso.

A verdade é que as pessoas têm comportamentos passivo-agressivos porque, na maior parte do tempo, eles funcionam. E as pessoas ofendidas não se sentem no direito de se defender, porque não foram ensinadas a lidar com pessoas difíceis. Só que, com isso, ambas as partes saem prejudicadas, perdendo a oportunidade de conversar e resolver o problema. A pessoa passivo-agressiva vai perdendo o gosto pela vida, exalando ressentimento a cada oportunidade, e a outra perde tempo e energia pisando em ovos para não provocar outra ofensa.

Quando destilamos nosso veneno em cima de alguém, geralmente é porque não conseguimos expressar alguma emoção forte e desconfortável de maneira direta e sincera. Por exemplo, digamos que você tenha certo status social entre seus amigos. Talvez você ganhe mais ou seja visto como a pessoa mais bonita ou mais popular do grupo. Então, de repente, as circunstâncias mudam e uma amiga se torna o foco da admiração de todos. Seu ego é abalado sempre que você a encontra. O novo sucesso dela parece reduzir o seu. Você não suporta vê-la sendo o centro das atenções e, por dentro, adora minar a segurança dela com um ou outro comentário ferino. É óbvio que você jamais diria isso abertamente. Seria humilhante admitir que sente inveja, então seus sentimentos permanecem ocultos e você encontra formas mais sutis de aliviar a amargura e recuperar pontos no placar. Você se aproxima dos outros membros do grupo, exclui essa amiga sempre que possível e coloca lenha na fogueira toda vez que alguém diz qualquer coisa negativa sobre ela. A comunicação passivo-agressiva costuma alimentar essa dinâmica. Se você for a vítima, não leve para o lado pessoal – lembre que tudo isso diz muito mais sobre a insegurança da outra pessoa do que sobre você.

Como reagir

Então como devemos lidar com comportamentos passivo-agressivos?[3] Em primeiríssimo lugar, não devemos perder o foco sobre quem *nós* somos. Tenha sempre em mente seus objetivos, seus valores e sua integridade. É normal querer baixar a cabeça para evitar sentimentos desconfortáveis, mas precisamos lembrar que participar desse jogo não é a única saída. Em certas situações, quando não temos poder nem autonomia, precisamos entrar na dança temporariamente. Porém, na maioria das situações corriqueiras, não vale a pena fazer isso, pois nos afastaríamos de nossos valores e do tipo de pessoa que queremos ser. Algumas batalhas são importantes; outras são perda de tempo.

Quando lidamos com um narcisista dissimulado, qualquer tentativa de revide provoca uma briga explosiva. Isso só gera aborrecimento e nenhuma solução, e acabamos nos arrependendo de ter revidado. Se perguntarmos se a pessoa foi cruel de propósito, ela dirá: "Era brincadeira! Não leve tão a sério!" Levando em conta que o comportamento passivo-agressivo pode ser resultado do medo de confrontos, isso também não leva a solução alguma.

Uma conversa difícil pode ser útil, desde que você seja franco e assertivo, sem jogar a culpa sobre ninguém. Apesar de ser pouco provável que isso gere um pedido de desculpas, o simples ato de comentar que há algo estranho no comportamento da pessoa é um jeito generoso de dizer que sabemos o que ela está fazendo, mas não queremos brigar por causa disso. Seja cuidadoso e esperto na sua abordagem.

Se você se fizer de vítima, a outra pessoa vai se sentir vitoriosa e tenderá a repetir o comportamento. Isso dará a ela o poder de negar qualquer má intenção ou zombar do suposto drama que você está fazendo.

Em vez disso, o melhor é não entrar no jogo; deixe a pessoa tentar provocá-lo em vão. Essa, sim, é a verdadeira vitória. Apenas observe e aprenda. Não entre na dança nem pense que é sua responsabilidade educar a outra pessoa. Isso seria impossível. Reconheça seu valor independentemente da aprovação dela. Lembre que você merece ter sucesso tanto quanto qualquer outro, mesmo que ela se irrite com isso. Por mais que estejamos magoados, não existe poder maior do que escolher não participar de um jogo mesquinho que só serve para dificultar nossa vida.

Em relacionamentos próximos, pode ser necessário se distanciar um pouco para manter a cabeça fria. Mas canalize sua mágoa e sua raiva numa direção que seja útil para você, não para a pessoa que o magoou. Você aprendeu de um jeito difícil que ela não quer seu bem ou, pelo menos, não sabe se comunicar de maneira respeitosa. Absorva esse aprendizado e use a sabedoria adquirida com a experiência. Ficar se lamuriando é um atraso de vida. Em vez disso, mantenha a cabeça erguida e não se rebaixe para agradar aos outros.

Aprendizados

- Quando alguém o alfinetar, dê um passo para trás e observe todo o contexto. Há muito que aprender com essa experiência, e não será a última vez que alguém tratará você assim.
- O comportamento passivo-agressivo acontece quando as emoções negativas de alguém são transmitidas indiretamente com hostilidade velada, comentários maldosos, sarcasmos e falsos elogios.
- Pensar nos motivos que levam alguém a nos tratar assim pode nos ajudar a lidar com a situação. Tendemos a achar que a culpa é nossa, mas a verdade é que é bem provável que o comportamento reflita a maneira como a pessoa se relaciona com o mundo.
- Não esqueça quem você é. Sempre tenha em vista seus objetivos, seus valores e sua integridade. Lembre que entrar no jogo não é a única saída. Na maioria das vezes, entrar na batalha significa perdê-la.

"Algumas batalhas são importantes; outras são perda de tempo."

Para você ler quando...
Dra. Julie Smith

CAPÍTULO 7

Quando seus pais errarem (mas você quiser continuar convivendo com eles)

"Filhos começam amando os pais; à medida que crescem, passam a julgá-los; e às vezes os perdoam."
— Oscar Wilde, *O retrato de Dorian Gray*

Minha carta para você

Todos os pais erram, uns bem mais que outros. Alguns filhos chegam à idade adulta mantendo um bom relacionamento com os pais; outros não conseguem conviver com eles sem sofrimento e confusão. Por boa parte da vida, você foi a criança indefesa que não tinha como escolher o rumo que essa relação tomaria, mas com o tempo você se tornou tão adulto quanto seus pais.

Só que ser adulto não significa necessariamente que agora podemos ter um relacionamento ideal. A única coisa que controlamos de verdade é o que oferecemos a cada relação. Há muita responsabilidade atrelada a isso: precisamos estabelecer limites e nos proteger, mas também temos que reconhecer nosso papel num relacionamento que talvez não seja dos mais saudáveis.

Quando pensamos na relação que temos com nossos pais, tendemos a recorrer a visões preconcebidas. Talvez você se enxergue como a criança carente que não teve suas necessidades atendidas por seus pais e pense em maneiras de mudá-los.[1] Ou talvez você sonhe com o dia em que eles finalmente enxergarão todos os problemas que lhe causaram e decidirão mudar de atitude por conta própria.

É triste mas também libertador entender que, nessa nova relação entre adultos, não podemos forçar ninguém a mudar ou aprender. Só podemos fazer isso com nós mesmos. A parte triste é que frequentemente precisamos aceitar que nossos pais talvez não sejam capazes de cultivar o tipo de relacionamento que gostaríamos de ter com eles. A parte libertadora é que podemos encarar essa relação com expectativas mais realistas, evitando sofrer por causa dos padrões que eles decidiram seguir.

Só que essa é uma tarefa complicada. A maioria das pessoas confunde conciliação com vitória: só se sentem satisfeitas se o outro admitir tudo que faz de errado. Porém o único caminho para ter um relacionamento melhor é perguntar a nós mesmos: *Quanto desse conflito também é culpa minha?* Não é uma pergunta fácil. Para algumas pessoas, a falta de limites saudáveis gera mágoa e ressentimento. Para outras, certa arrogância impede que elas vejam as dificuldades que os pais também enfrentam. Cada caso é um caso, mas se você tiver coragem de ser sincero, será fácil encontrar a resposta para a próxima pergunta. *Que atitudes simples eu posso tomar para tornar esse relacionamento melhor para todas as partes?* Pense em como sua vida mudaria se você se esforçasse para curar essa relação.

🔧 Ferramentas para usar em tempo real

Antes de tudo, precisamos entender o nível de proximidade que seria mais benéfico entre você e seus pais. É fácil dizer que devemos nos afastar de um relacionamento abusivo ou tóxico, só que raramente é tão simples assim. Relações costumam ser confusas e cheias de altos e baixos. Nesse caso, é útil buscar a opinião de pessoas de confiança que não estejam diretamente envolvidas.

Agora, se você já decidiu que quer se reconciliar com seus pais e melhorar sua relação com eles, aqui estão algumas ferramentas para ajudá-lo nessa empreitada.

Entenda o que é possível fazer

Muitas pessoas acham difícil conversar abertamente com os pais a respeito dos erros deles. Antes de iniciar essa conversa, entenda muito bem o que você espera ganhar com isso. A idade por si só não garante mais sabedoria nem maturidade emocional. Talvez nossos pais continuem sem ter noção do impacto que as atitudes deles causam. Se for esse o caso, a conversa tem uma grande chance de dar errado. É ingênuo pensar que, se eles conseguirem ver onde erraram, tudo vai melhorar. Talvez seja mais útil manter o foco em si mesmo.

Se seu objetivo for fazer as pazes e construir uma relação mais profunda com seus pais, tente não idealizar essa relação. A maioria dos pais não escolhe ter uma convivência conturbada com os próprios filhos. Talvez eles estejam repetindo padrões tóxicos, porém inconscientes, que começaram na infância. Não somos capazes de mudar nada disso, então devemos ter expectativas realistas sobre o tipo de relacionamento que eles são capazes de ter.[2]

É bem provável que você já tenha reparado nesses padrões nocivos. Talvez até consiga ver os problemas antes mesmo de acontecerem. Você pressente quando seus pais reagirão com alegria ou quando tratarão você com frieza ou raiva. Independentemente de como as coisas funcionam na sua família, se os padrões forem previsíveis, dedique algum tempo a analisá-los. Planeje melhor suas reações daqui em diante, não apenas para se preservar mas também para não causar mais estrago.

    Baixar as expectativas que temos em relação a nossos pais é abdicar, de certa forma, do papel de criança. Também é algo que nos ajuda a combater a mágoa e a vontade de brigar. É uma sabedoria serena, que nos permite construir um relacionamento com eles aceitando seus defeitos. Se seus pais não forem confiáveis, não conte com eles em momentos importantes. Se forem passivo-agressivos, prefira compartilhar suas conquistas com outras pessoas. Não podemos esperar dos nossos pais aquilo que eles nunca conseguiram nos oferecer. Contentar-se com o tipo de relação que eles são capazes de ter é libertador e nos protege da frustração. Talvez você não consiga criar o vínculo com o qual sempre sonhou, mas terá uma relação sustentável que o libertará do fardo de mudar o imutável.

Evite dramas

Você volta a assumir o papel de criança sempre que pisa na casa dos seus pais? Ou consegue manter sua maturidade? Quando a relação está estremecida, você assume o papel de vítima, culpando seus pais por tudo? Ou eles brigam entre si e você se torna o salvador da situação?

    Relações destrutivas costumam ter três participantes.[3]

    A vítima: Não se trata de uma vítima verdadeira, mas de alguém que assume esse papel, sentindo-se e comportando-se dessa maneira. A pessoa se convence de que não há nada que possa fazer para melhorar a situação. Ela se sente impotente, perseguida e oprimida, e se recusa a tentar mudar. É um papel doloroso, mas que exime a pessoa de fazer qualquer esforço e de se responsabilizar pela mudança.

    O vilão: Essa pessoa se coloca ou é colocada pelos outros no papel de instigador do problema. Pode ser uma pessoa severa, arrogante, crítica ou controladora. Quando questionada, talvez fique na defensiva ou assuma o papel de vítima, fugindo das responsabilidades.

    O salvador: Essa pessoa costuma surgir para resolver tudo e se sente culpada quando não consegue fazer isso. Se seus esforços não gerarem grandes resultados, o salvador pode ficar irritado e se tornar o vilão. Caso o resgate funcione, isso reforçará a imagem da vítima como uma pessoa indefesa, mantendo-a estagnada. A recompensa para o salvador é se sentir superficialmente bem por ajudar os outros, mas esse costuma ser um subterfúgio para fugir dos próprios problemas.

Em qualquer conflito, o fato de uma pessoa assumir um desses papéis convida as demais a ocuparem os outros dois. Porém todos são nocivos e só servem para piorar a situação como um todo. Mesmo quando indivíduos começam a trocar de papel para manipular os outros, ninguém está de fato tentando encontrar uma solução pacífica e sincera para a reconciliação.

Quando brigas acontecerem na sua família, observe os papéis que as pessoas estão assumindo, em geral de forma inconsciente. Caso você tenda a se colocar no papel de vítima com seus pais, saia dele pensando naquilo que deseja para o relacionamento ou para a situação em vez de se concentrar em todos os problemas. Assuma radicalmente a responsabilidade por cada crise e tenha a coragem de tomar atitudes mais positivas.

Se sua tendência for entrar no papel de salvador e manter a vítima estagnada, não caia na tentação de se tornar o vilão quando se sentir frustrado. Tente enxergar a suposta vítima como alguém independente, mesmo que ela mesma não se enxergue assim. Evite tomar decisões ou atitudes por ela, por mais tentador que isso seja. Quando faz as vontades da vítima, você está apenas *parecendo* ajudar; na verdade, está permitindo que ela continue sendo a vítima da situação.

Quando perceber que está assumindo o papel de vilão, tente ser assertivo, mas não insistente; procure incentivar, mas não controlar. Não jogue a culpa nos outros nem demonstre ar de superioridade. Isso só convidará o outro a assumir o papel de vítima, mantendo todos presos nesse ciclo.

Evite hábitos que destroem relacionamentos

Os padrões que mais prejudicam sua comunicação num relacionamento amoroso também terão um impacto terrível na sua relação familiar. Então se esforce para evitá-los nas interações com seus pais.

Fazer críticas: Não me refiro às críticas construtivas que ajudam as pessoas a evoluir, mas a recriminações que sugerem que a outra pessoa é um caso perdido. "Você sempre foi um pai frio comigo! Por que nunca me visita?"

Tratar com desdém: Fazer comentários maldosos, ofensivos e sarcásticos, ou da mera indiferença às preocupações do outro. O desdém pode até parecer sutil na comunicação, mas quase sempre magoa e coloca o outro na defensiva, recusando-se a escutar.

Ficar na defensiva: Essa pode parecer uma reação natural a críticas, mas mostra que você está entrando no papel de vítima. A pessoa na defensiva não assume a responsabilidade pelos próprios atos nem lida com a situação de maneira madura.

Dar um gelo: Após um encontro de família, você vai embora fervilhando de raiva e só volta a falar com seus pais três meses depois... até o próximo encontro, quando haverá um conflito semelhante, já que nada foi resolvido enquanto você os evitava.

Escreva uma carta sem intenção de enviá-la

Essa é uma atividade comum na terapia. É uma forma de entender melhor relacionamentos confusos, cheios de memórias e conflitos. Caso seus pais não estejam dispostos a conversar para resolver as coisas, ou caso você não consiga falar sem ser interrompido ou começar uma briga, esse pode ser um exercício interessante. Com ele, você vai entender o que pode e o que não pode ser mudado e como você deseja que o relacionamento funcione de agora em diante, mesmo sem a colaboração da outra pessoa.

Experimente

Escreva uma carta para seu pai ou sua mãe. Como a carta não será enviada, não se preocupe muito em deixar o texto redondinho. Apenas aproveite para expressar tudo que você quer dizer ou perguntar. Coloque no papel os padrões nocivos que tem observado no comportamento dessa pessoa, liste as consequências desses padrões e descreva como pretende quebrá-los a partir de agora.

Explique como se sente em relação a esse genitor e descreva o tipo de relacionamento que vai tentar ter com ele de agora em diante. Você pode desabafar listando momentos tristes, traições, abandonos, crueldades. Mas também fale sobre as coisas pelas quais se sente grato; reconheça que seu pai ou sua mãe podem ter precisado superar os próprios traumas de infância.

Lembre-se: a carta nunca será enviada. Ela servirá apenas para você enxergar a situação com clareza e agir de maneira consciente e cuidadosa.

Aprendizados

- Você já foi uma criança indefesa, que não tinha controle sobre seu relacionamento com seus pais. Mas, mesmo que ainda se sinta vulnerável perto deles, agora esse é um relacionamento entre adultos. Você é tão responsável pela qualidade da relação quanto eles.
- É doloroso entender que nossos pais nem sempre são capazes de nos oferecer o relacionamento que almejamos. Talvez eles também tenham tido uma infância difícil e estejam lutando contra um passado que desconhecemos. É menos frustrante ter expectativas realistas sobre o relacionamento do que tentar mudar os outros.
- Muitos adultos continuam achando que seus pais ainda são os únicos responsáveis pela qualidade das relações familiares. Mas, adultos que somos, podemos nos perguntar: *Como eu contribuo para os problemas dessa relação? Que pequenas mudanças posso fazer para facilitar nossa convivência?*
- Não temos culpa do que aconteceu na nossa infância. Mas, agora, é nossa responsabilidade tentar quebrar ciclos que prejudicam nossos relacionamentos e criar nossos filhos da melhor maneira possível.

- Melhore a comunicação com seus pais. Não os trate com desdém, não faça críticas destrutivas, não fique na defensiva nem dê um gelo neles.
- Agora que você não é mais uma criança indefesa, mas um adulto responsável, não caia na tentação de assumir o papel de vítima, vilão ou salvador em qualquer desavença. Quando fazemos isso, as pessoas se sentem incentivadas a assumir os outros papéis, dificultando uma reconciliação verdadeira.

"Liberte-se do fardo de mudar o imutável. Talvez seja mais útil manter o foco em si mesmo."

Para você ler quando...
Dra. Julie Smith

CAPÍTULO 8

Quando você errar com seus filhos

"É impossível ser uma mãe perfeita, mas há um milhão de maneiras de ser uma boa mãe."
— Jill Churchill

Minha carta para você

Se você batesse à minha porta agora, eu lhe daria uma xícara de chá e o levaria até uma poltrona para relaxar um pouco. Imagine se houvesse tempo para isso sempre que você erra como pai ou mãe. As coisas não seriam bem mais fáceis?

Quanta culpa e quanta vergonha sentimos quando erramos com nossos filhos... Pensar "Não é assim que quero ser" quase dói fisicamente. Então a autocrítica toma conta de nós e partimos para o ataque: "Sou uma péssima mãe. Todo mundo é melhor que eu nesse quesito. Se eu fosse mais competente, meu filho não seria tão malcriado." E assim por diante.

Mas me deixe fazer algumas perguntas cruciais. E se você não for um pai ou uma mãe ruim? E se você for um ser humano que passou vários anos ignorando as próprias necessidades básicas para dar tudo que podia a seus entes queridos? E se você estiver sendo sufocado pelas expectativas dos outros? E se isso estiver sugando sua energia e impedindo você de oferecer o melhor de si à sua família? E se você estiver quase sem forças, mas se cobrando um desempenho perfeito? Quem mais trataria você dessa maneira?

Existe uma infinidade de livros que anunciam ter descoberto a fórmula ideal para criarmos nossos filhos. Os autores basicamente dizem que devemos aceitar e validar todas as emoções da criança, mas raramente explicam como fazer isso quando não conseguimos dar conta nem das nossas próprias emoções. Como é que podemos aceitar serenamente as explosões da criança quando isso nos causa vergonha e raiva, geralmente em público? Hoje, muitas mães se recriminam ao expressar qualquer sinal de contrariedade na frente dos filhos.

Mas eu fico me perguntando o que estamos ensinando aos nossos filhos sobre emoções como vergonha e raiva se as encaramos como inaceitáveis em nós mesmos. Talvez o caminho seja reconhecer como nos sentimos, expressar isso de maneira responsável e nos acalmar sem fazer nada de que possamos nos arrepender. E, quando explodirmos de raiva, talvez devamos agir como adultos e nos concentrar nas coisas que mais importam, fazendo o possível para buscar a reconciliação.

Vou entender perfeitamente se você estiver se martirizando ao tentar fazer o melhor pela sua família e ainda for assolado pela sensação de que nada é suficiente. Sei que a frustração vai se acumulando. Sei que muito do que você faz é invisível. Sei que você faz um ótimo trabalho e nem sempre reconhece o próprio esforço. Tudo isso mostra que, por mais que você tenha errado hoje, o fator mais importante permanece intacto: você ama seus filhos mais que tudo. Então, depois que tomar esse chá comigo, você vai se recompor, arregaçar as mangas e dar afeto a essas pessoinhas que você tanto ama. Talvez você não perceba de imediato o bem que isso faz, mas garanto que faz muito mais diferença do que os erros que você acredita ter cometido.

🔧 Ferramentas para usar em tempo real

Nada desperta emoções tão intensas quanto criar filhos. Mas, quando fazemos algo de que nos arrependemos como pais, a culpa é tão avassaladora que por um instante esquecemos que isso é normal. Portanto, em vez de ficar remoendo o suposto trauma psicológico que você infligiu aos seus filhos, use esse tempo para lidar melhor com seu próprio estado emocional. Isso ajudará você a se recompor para continuar fazendo um bom trabalho.

Dê a si mesmo uma colher de chá – pais também têm sentimentos

Você só poderá ser sua melhor versão se conseguir refletir com calma sobre o comportamento que deseja ter. Segundo a Dra. Becky Kennedy, psicóloga clínica, você não precisa abdicar das emoções para criar bem seus filhos.[1] Em vez disso, deve escutar o que essas emoções lhe dizem sobre suas necessidades não atendidas. Depois você precisa se comprometer a suprir as carências que o impedem de ser o pai ou a mãe que gostaria de ser. E, ao cometer erros, precisa pedir desculpas. Não se iluda achando que pais perfeitos nunca se frustram, jamais sentem raiva nem fazem nada de errado. Na verdade, eu diria que o mais vantajoso para todos os envolvidos é você se permitir ter momentos de fraqueza, se responsabilizar por eles e seguir em frente, procurando agir de outra forma da próxima vez. Aqui vai um roteiro para fazer isso:

1. Acolha suas emoções sem julgamentos, mas com curiosidade. Reflita: *O que isso me mostra sobre as minhas necessidades?*
2. Encare os fatores que contribuíram para o problema, quer sejam cansaço, falta de sono, isolamento social ou excesso de trabalho. Talvez a mudança necessária seja pequena, como ir para cama mais cedo, ou algo maior. Suprir suas necessidades da melhor maneira possível fará bem à família inteira.
3. Faça as pazes com seus filhos. Diga que você quer se comportar de modo diferente e mostre que está se esforçando para isso. Não

estou dizendo que você deve eliminar todos os limites e regras. Por exemplo, talvez você tenha reclamado de um mau comportamento – o que é importante –, mas perdido a cabeça durante o processo. Então, ao pedir desculpas, você pode reconhecer que não deveria ter gritado.

Ofereça a si mesmo o que oferece aos outros

Caso você tenda a mergulhar em autocríticas a cada erro cometido com seus filhos, tente este próximo exercício. Ele vai ajudá-lo a interromper raciocínios improdutivos, diminuindo a intensidade das emoções para você poder se recompor.

💡 Experimente

Coloque a palma de uma das mãos sobre o peito por um instante.
    Deixe a respiração acalmar, voltando ao ritmo natural.
    Sinta o calor da sua mão irradiando pelo peito.
    Permita que sua pulsação desacelere.
    Então repita as seguintes frases, em voz alta ou no silêncio da mente:
Não é fácil.
Estou fazendo o que posso com os recursos que tenho.
Eu me sinto mal quando erro porque me importo demais.
Mas o amor aponta para a direção certa sempre que fraquejo.
    Permaneça sentado, respirando devagar, e repita as palavras que causarem mais impacto, ou encontre as próprias palavras, até sentir que está mais calmo. Esses instantes de recuperação podem ser breves: respire fundo uma vez e diga algumas palavras a si mesmo durante situações complicadas. Isso mudará o foco da sua atenção e permitirá que você siga em frente. Você também pode usar essas frases em meditações mais longas, voltadas para a autocompaixão.[2] Para quem se interessar, disponibilizo gratuitamente algumas meditações guiadas em inglês no meu canal no YouTube.

Seja um bom equilibrista

Todos os pais se deparam diariamente com o mesmo dilema: preparar os filhos para o mundo real, com todos os seus limites e exigências, oferecendo ao mesmo tempo amor incondicional e acolhimento. A vida moderna, veloz e complexa, muitas vezes entra em conflito com a necessidade básica da criança de se sentir conectada com os pais. Mas, em vez de opostos, esses dois caminhos podem ser paralelos. E você não precisa ficar alternando entre eles, como fazem tantos pais. Pode manter um pé no caminho da "conexão" e outro no caminho das "realidades da vida". Perceber que não podemos ficar imersos nos dois ao mesmo tempo é muito libertador. É quase como caminhar sobre uma corda bamba: a maneira mais eficiente de não cair é não pender demais para um dos lados. É um processo constante de prestar atenção e mudar de rumo. Quando nos concentramos em recuperar o equilíbrio, não sobra tempo para lamentar um passo em falso. A queda faz parte do processo. Não é realista esperar que manteremos o equilíbrio durante toda a caminhada. Conflitos acontecem em qualquer relacionamento. Para minimizar o impacto disso, precisamos nos concentrar na reconciliação.

Peça desculpas

Nem sempre é fácil admitir que não morremos de amores por nossos filhos o tempo todo. Há momentos em que as pirraças deles despertam até nossa aversão, e os tratamos mal. E aí vem a vergonha, que nos impede de reconhecer o que aconteceu e, mais ainda, de pedir desculpas. Preferimos seguir como se nada tivesse acontecido: nossos mecanismos de defesa nos impedem de buscar a reconciliação. Em vez disso, nos distanciamos cada vez mais, num ciclo que só prejudica o relacionamento.

Muita gente evita pedir desculpas aos filhos por medo de perder a autoridade ou de dar a impressão de que o mau comportamento é aceitável. Mas, quando não falamos abertamente sobre o nosso comportamento e o de nossos filhos – quando não os ensinamos a pedir desculpas de forma saudável, respeitando limites importantes –, estamos apenas perpetuando o acúmulo de ressentimento na relação. Alternamos entre a culpa e a raiva, agindo como se afeto e regras fossem forças opostas.

Nós somos a primeira geração incentivada a pedir desculpas aos filhos, e poucos de nós foram criados dessa maneira. Em geral, depois de um rompante de raiva, nossos pais e avós fingiam que nada tinha acontecido. Aprendemos que se não tocássemos no assunto, ele desapareceria. Então gerações de crianças não tiveram a oportunidade de testemunhar adultos se mostrando arrependidos para melhorar o clima familiar. Mas imagine por um instante como seria se seus pais o procurassem para reconhecer o sofrimento que lhe causaram por algum comportamento de anos atrás.[3] Como você se sentiria? Mesmo depois de tantos anos, quão vantajoso isso seria para o relacionamento de vocês? As relações humanas têm muito a ganhar com pedidos de desculpas: eles criam um vínculo de confiança geralmente mais poderoso que o desentendimento original.

Ninguém jamais nos ensinou isso pelo exemplo. Somos a primeira geração a ouvir que não devemos simplesmente obrigar crianças a seguir regras. Tentamos criar nossos filhos com mais diálogo sem termos sido criados assim. Mas, uma vez que isso pode nos ajudar a melhorar nosso relacionamento com eles, vale a pena tentar.

Regule suas emoções

O que significa restaurar um relacionamento e quando precisamos fazer isso?

É extremamente difícil sequer cogitar pedir desculpas e buscar a reconciliação enquanto sentimos raiva, frustração, humilhação ou vergonha. É por isso que o autocuidado é essencial. Eu diria até que é a parte mais importante do processo, porque é apenas em estados de extrema emoção e de estresse que dizemos ou fazemos coisas de que nos arrependeremos depois. Então respirar fundo é o mínimo que você pode fazer por si mesmo.

Há muitas formas de ajustar nosso estado emocional no calor do momento. Mexer o corpo é uma delas; mudar de ambiente é outra. Você pode passar um instante ao ar livre para respirar fundo ou entrar em contato com a natureza. Pode colocar as coisas em perspectiva ao observar as estrelas ou conversar brevemente com uma pessoa querida. Essas medidas simples podem nos ajudar muito a recuperar o foco e a refletir sobre como desejamos nos relacionar com nossos filhos. Então não ignore esse passo, porque sem ele o restante provavelmente não dará certo.

Quanto mais rápido você aplacar a raiva que sente dos seus filhos e de si mesmo, mais rápido vocês voltarão a se entender.

Acredite: você também tem necessidades

Depois que perdemos a cabeça, podemos notar que nossas reações talvez tenham ligação com necessidades não atendidas. Mas como entender quais necessidades são essas? E como supri-las quando estamos focados em ser o pai ou a mãe mais altruísta do mundo? Comece pelo básico: *Estou sentindo fome, cansaço, solidão, estresse?* E se a resposta for "sim", não caia na tentação de achar que isso é normal na vida de quem tem filhos. Muita gente vive sob pressão extrema, cuidando das crianças e da casa ao mesmo tempo. Porém, se houver qualquer maneira de você também cuidar melhor de si mesmo, isso fará bem a toda a sua família.

Uma das coisas que mais deixam os pais se sentindo culpados é entrar em colapso de repente: por exemplo, chorando no chão da cozinha após um pequeno contratempo. Saiba que esses momentos não nos definem. Eles são um sinal de que devemos reabastecer, porque nosso tanque está quase vazio.

Muitas pessoas passam a vida priorizando as necessidades dos outros e acabam tendo muita dificuldade quando precisam fazer algo por si mesmas. O autocuidado não é difícil, mas gera uma culpa que pode ser incômoda ou até insuportável. Nossa voz interior fica repetindo que isso é perda de tempo e egoísmo. Mas a verdade é que, quando cuidamos de nós, também estamos cuidando de nossos entes queridos.

Se você acha que todos os seus erros causarão danos a longo prazo em sua família, reconheça também as vantagens de diminuir as chances de esses erros acontecerem. Enfraquecer-se para fortalecer os outros não é o melhor caminho.

O que você pretende fazer hoje para começar a suprir suas necessidades?

Porque, mesmo sendo pai ou mãe, você ainda tem necessidades básicas que precisam ser atendidas, e será impossível criar seus filhos da maneira que você gostaria sem cuidar de si mesmo primeiro.

Aprendizados

- Você não é um pai ou uma mãe ruim só porque sente raiva ou frustração de vez em quando. Use esses sentimentos como sinais para verificar se suas necessidades estão sendo atendidas.
- Pare um pouco, pelo tempo que for possível, e deixe a emoção passar naturalmente. Ou, pelo menos, olhe para si mesmo com compaixão e repense como você deseja lidar com cada conflito.
- É mais fácil lidar com um problema quando tiramos um tempinho para acalmar o corpo e recalcular a rota.
- Pedir desculpas permite que você se reconcilie com seus filhos e siga em frente.
- Pode parecer impossível lidar com as exigências da vida e, ao mesmo tempo, nutrir uma relação carinhosa com os filhos. Mas não há problema algum em alternar entre os dois caminhos, contanto que você não dedique todo o seu tempo a apenas um deles.

"Conflitos acontecem em qualquer relacionamento. Mas as relações humanas têm muito a ganhar com pedidos de desculpas."

Para você ler quando...
Dra. Julie Smith

CAPÍTULO 9

Quando alguém não retribuir seus sentimentos

"Amor não é amor
Se quando encontra obstáculos se altera."
— William Shakespeare, "Soneto 116"

Minha carta para você

Quando amamos alguém que não retribui nossos sentimentos, ou quando essa pessoa tenta nos magoar de propósito, o sofrimento parece dominar todo o nosso ser. Nossos planos de um futuro juntos, as concessões que fizemos pelo outro, a confiança que tínhamos nele – tudo isso vai por água abaixo. Nesse momento, podemos esquecer as verdades básicas que nos ajudariam a seguir em frente em meio à dor. Então esta carta serve para nos lembrar de algumas delas.

 Só é possível superar um coração partido seguindo em frente. Não dá para ficar encolhido num canto e esperar que tudo dê certo; é preciso fazer com que dê certo. Nossa esperança no futuro ressurge quando provamos a nós mesmos que somos capazes de nos reerguer.

 Nada abala mais nossa autoconfiança do que não sermos amados por quem amamos. Acreditamos que se fôssemos melhores, a outra pessoa nos amaria também. Não estou falando de uma autoanálise saudável, que pensa em fazer melhor no futuro, mas de uma profunda autodepreciação. A voz da vergonha diz que estamos fadados à rejeição por sermos quem somos. Enquanto remoemos essa ideia, deixamos de enxergar que nosso valor não tem nada a ver com os atos das outras pessoas. As emoções alheias não representam, e nunca representaram, quem de fato somos. Mostre quem você é com suas próprias atitudes, começando um novo capítulo em sua vida.

Caso você se pegue pensando que talvez não mereça amor, afaste esse raciocínio. Não desperdice tempo com conclusões equivocadas. Em vez disso, considere esse pensamento um sinal de que aquela pessoa não era a ideal para você. Um relacionamento que desperta esse tipo de insegurança jamais seria saudável.

Outra armadilha que nos mantém presos na tristeza é idealizar ou vilanizar a pessoa que nos rejeitou. Quando a idealizamos, nos lembramos apenas de suas melhores qualidades e das memórias mais doces; mergulhamos no que era bom e ignoramos os erros, as decepções e as mágoas. Por outro lado, quando a transformamos na vilã da história, nos obrigamos a viver com raiva e ressentimento por todo o mal que ela causou na nossa vida. Quando estamos imersos na dor da decepção amorosa, não conseguimos entender a verdadeira complexidade de cada indivíduo e enxergamos o outro como "bom" ou "mau". Fazer isso não nos leva a lugar algum: ou idealizamos alguém que, por ter nos rejeitado, jamais seria perfeito para nós ou assumimos o papel de vítima numa vida assolada por amargura e ressentimento em vez de lutar pelo futuro que queremos.

Seguir em frente não é a mesma coisa que esquecer. Tirar o foco da outra pessoa não significa parar de pensar nela. É claro que, durante o luto, você pensará nela a cada instante, pois ela vai continuar fazendo parte da sua história. Seguir em frente significa apenas preencher essa lacuna que ela deixou com outros relacionamentos e atividades que agreguem algo em sua vida.

Ferramentas para usar em tempo real

Preencha os vazios

Não é exagero dizer que passamos por um luto quando um relacionamento termina. Esse processo natural é uma reação à perda, mesmo quando a pessoa que perdemos continua viva. Talvez você não consiga dormir, perca o apetite, tenha dificuldade em seguir com a rotina. É até comum enfrentar sintomas clássicos de depressão por algum tempo. Se a pessoa esteve presente em muitos momentos da sua vida, também é comum que seu senso de identidade e pertencimento seja abalado. Com isso, você se sentirá perdido e confuso sobre seu lugar no mundo, sem saber o que esperar do futuro. Afinal, muitos dos seus planos talvez incluíssem essa pessoa e tenham sido influenciados pelos sonhos e ambições que ela nutria.

Agora, todos esses planos e compromissos compartilhados são apenas seus. Isso é libertador, mas assustador também. Não dá para assimilar tudo de uma vez só. Quando se trata de grandes metas, precisamos dar um passo de cada vez. Não adianta ficar esperando que tudo melhore; é preciso lutar por nossos objetivos. O psicólogo Guy Winch diz que devemos identificar e preencher cada vazio deixado em nossa vida.[1] Seja o grupo de amigos, sejam atividades que os dois costumavam fazer juntos ou planos para o futuro, cada alicerce pode e deve ser reconstruído para que você restabeleça uma base sólida para sua vida e seu papel nela.

Isso nos ajuda a reconhecer que a pessoa que se foi era apenas uma peça do quebra-cabeça – não a imagem inteira.[2] Podemos sentir vontade de nos isolar, mas é absolutamente necessário continuarmos alimentando todas as outras partes que tornam nossa vida incrível e significativa. Dentre amigos, irmãos, pais, colegas de trabalho, professores ou alunos, ainda haverá muitas pessoas que dependem do valor que agregamos à vida delas. São elas que merecem nossa atenção agora. Depois que um relacionamento termina, devemos concentrar nossa energia nas coisas que nos ajudam a seguir em frente.

Passe menos tempo se remoendo

Se estiver perguntando a si mesmo "Por quê?" sem parar, reflita um pouco e reconheça que esse questionamento existe por um motivo. Entenda que ele é uma parte normal do processo de luto, mas que, em excesso, pode mantê-lo estagnado. Na maior parte do tempo, não há resposta para essa pergunta. E com certeza nenhuma resposta tornaria a realidade mais fácil ou menos dolorosa. Sua tarefa agora é aceitar a mudança e encontrar um jeito de seguir em frente.

Cuide do relacionamento que fica

O relacionamento que fica é, obviamente, aquele que você tem consigo mesmo. É difícil não se culpar ou se torturar com crenças sobre o que você deveria ter feito ou deixado de fazer, ou sobre a pessoa horrível que você aparentemente é. Só que deixar a culpa fermentar desse jeito não ajuda em nada. Mesmo que você queira repassar seus erros com o objetivo de fechar um ciclo e se preparar para relacionamentos melhores no futuro, esse aprendizado só será eficiente se for feito com compaixão.

Leve essa compaixão para as outras áreas da sua vida, porque você precisará dela por algum tempo, ainda mais se tiver havido abalos extremos, como traição, divórcio com guarda compartilhada e mudança de endereço.

Reconheça que sua visão está distorcida

Quando se pegar idealizando ou vilanizando a outra pessoa, pare e reflita sobre isso. Perceba que, embora tentadora, essa atitude é contraproducente. Lide com esses pensamentos de forma leve, com compaixão, entendendo que você faz isso porque precisa de certo alívio, mas ao mesmo tempo mantenha em mente que as pessoas são complexas e quase nunca podem ser classificadas apenas como boas ou ruins. Caso você costume ver apenas o lado positivo quando pensa no passado, tente listar os motivos pelos quais aquela pessoa não contribuía para um relacionamento saudável. Lembre que sentir saudade de alguém não significa que aquela era a pessoa certa para você. Por outro lado, se você tende a vilanizar a outra pessoa e, com isso, vive com raiva e amargura, tente listar as melhores qualidades dela e reconheça que ela não era tão ruim assim.

Aprendizados

- Quando um relacionamento termina, é natural passar pelo luto, então se permita vivenciar esse processo. Talvez você não consiga dormir, perca o apetite e tenha dificuldade em seguir com a rotina por algum tempo.
- Mergulhe nas outras áreas importantes da sua vida e concentre sua energia em coisas que o ajudem a superar e seguir em frente.
- Ficar se torturando, se culpando e se sentindo insuficiente não ajuda em nada. Se quiser reconhecer seus erros para ter relacionamentos melhores no futuro, faça isso com compaixão.
- Vilanizar ou idolatrar o outro é um sinal de que suas lembranças estão deturpadas. Isso o impede de seguir em frente, pois gera ressentimento e amargura ou a vontade de retomar um relacionamento que não era certo para você.

"Sentir saudade de alguém não significa que aquela era a pessoa certa para você."

Para você ler quando...
Dra. Julie Smith

CAPÍTULO 10

Quando você for amado, mas se afastar das pessoas

"Podemos praticar qualquer virtude de forma errática, mas nada se torna consistente sem coragem."
— Maya Angelou

Minha carta para você

É extremamente doloroso nos sentirmos distantes de alguém que faz parte da nossa vida, ainda mais quando percebemos que a mão que afasta é a nossa. Sentimos que, de alguma forma, estamos sempre na periferia do grupo. Permanecemos próximos o bastante para sentirmos alguma conexão, mas distantes o suficiente para nos sentirmos seguros. Como qualquer ser humano, ainda ansiamos pelo vínculo, mas nunca nos permitimos estar no centro das relações. Apesar de ser uma escolha, essa distância não é necessariamente uma escolha consciente.

Para algumas pessoas, essa necessidade de conexão tão básica para a espécie humana parece quase intolerável, e é por isso que manter interações rápidas e superficiais gera um grande alívio. O que parece ser vontade de ficar sozinho acaba se transformando num tipo de fuga oculta de fatores estressantes. E, quando passamos a vida inteira mantendo certa distância, fica difícil saber como se aproximar dos outros. Dependendo de como nossa mente se desenvolveu na infância, as interações podem ser carregadas de sentimentos desconfortáveis que nem sequer reconhecemos. Quando nos sentimos inseguros o tempo todo, imaginando se nosso comportamento é adequado ou se estamos conseguindo nos enturmar, os relacionamentos podem se tornar mais exaustivos que satisfatórios. Acaba parecendo mais fácil manter distância para não correr o risco da rejeição. Afinal de contas, ninguém pode nos magoar se não nos conhecer direito.

Entretanto, mesmo com todos os riscos que corremos ao investir em relacionamentos, a vida seria bem mais difícil sem eles. Se não nos abrirmos e absorvermos por completo as pessoas que amamos nos poros da nossa vida, esse espaço será preenchido por "eu, eu, eu". Ficaremos cada vez mais autocentrados, o tempo todo nos avaliando, tentando nos tornar, de alguma forma, a pessoa perfeita antes de permitirmos que alguém se aproxime. Mas a realidade é que isso só nos afasta das conexões profundas que fazem a vida valer a pena.

A tendência a se afastar das pessoas não é um sinal de que há algo errado com você. Sem dúvida, houve um tempo na sua vida em que essa distância fazia sentido.[1] Só que esses ecos do passado estão desatualizados. Hoje você não precisa mais da segurança do isolamento. Hoje você precisa de pessoas. Hoje você precisa amar e ser amado, conhecer e ser conhecido. Quando começar a se fazer presente para as outras pessoas de um jeito que parecia impossível no passado, você dará início à maior aventura da sua vida e construirá relacionamentos que, um dia, não desejará trocar por nada.

Ferramentas para usar em tempo real

Se você leu o capítulo até aqui, é provável que já reconheça que o desejo de isolamento prejudica sua vida. Talvez tenha começado a imaginar se a vida pode oferecer mais do que solidão e vazio. Mas o afastamento é basicamente sua forma de existir desde que você começou a se relacionar com outros seres humanos. Por onde começar a mudar isso?

Não se deixe levar por crenças nocivas

O que aprendemos sobre confiança na primeira infância pode afetar nossos relacionamentos na vida adulta. Se passamos por situações que geraram em nós a expectativa de sermos criticados, envergonhados, desmerecidos, ignorados, magoados ou rejeitados, então por que teríamos vontade de derrubar as barreiras que fazem o trabalho fenomenal de nos proteger de tudo isso? Parece quase estranho iniciar qualquer tipo de amizade ou relacionamento, e, quando alguém demonstra interesse em nos conhecer, sempre existe uma voz no fundo da nossa mente sugerindo que deve haver um motivo velado para isso. Mesmo quando passamos por cima dessa narrativa, ela continua afirmando que, quando essa pessoa descobrir quem somos de verdade, os sentimentos dela vão mudar. Por quê? Porque, na nossa cabeça, há algo de errado conosco. Simplesmente somos diferentes.

Só que não refletimos a fundo sobre isso, pois é doloroso demais. Preferimos nos convencer de que somos muito independentes ou de que gostamos da solidão. Talvez isso seja verdade, mas também é um código para: "Se aproximar das pessoas é muito desconfortável, então acho mais fácil permanecer sozinho."

O sentimento de inadequação costuma acompanhar pessoas que sofreram negligência emocional na infância. Então não se trata exatamente do que aconteceu, mas do que *não* aconteceu: necessidades básicas de vínculo, segurança e proteção talvez não tenham sido saciadas. Crianças podem crescer perguntando a si mesmas "O que há de errado comigo?" e passar a vida inteira acreditando que o problema está nelas.

Não existe uma cura instantânea para o sentimento de inadequação.

Mas reconhecer como ele surge na vida adulta, sabendo que foi gerado por um ambiente nocivo que não reflete mais a realidade atual, é um passo enorme para impedir que o medo da proximidade nos afaste do mundo.

Compreenda os estilos de apego

Na vida adulta, os estilos de apego representam a maneira como repetimos padrões da infância nos nossos relacionamentos. O estilo de apego que cada adulto desenvolve é resultado de muitos fatores no início da vida, que incluem a saúde mental da mãe, a presença ou ausência de uma rede de apoio, a qualidade do relacionamento dos pais, o próprio temperamento do recém-nascido e quanto tempo o bebê ficava sozinho. Mas pesquisas também mostram que estilos de apego não são imutáveis. Os relacionamentos amorosos estão sempre influenciando o estilo de apego para o bem ou para o mal. Qualquer pessoa segura pode se tornar mais ansiosa ou distante em seus relacionamentos após uma experiência negativa. A boa notícia é que também dá para melhorar. Se nosso estilo de apego é evitativo, podemos ser transformados ao nos relacionar com alguém que tenha um estilo de apego seguro.[2]

Tudo que descrevemos até aqui – evitar intimidade e proximidade, desejar se aproximar dos outros e não se sentir seguro para fazer isso, manter um distanciamento emocional – reflete um estilo de apego evitativo.

Essa evitação não é um transtorno mental, mas um conjunto de tendências e padrões de comportamento que aprendemos ao longo do tempo para lidar com outras pessoas. Sejam quais forem as circunstâncias que contribuíram para esse estilo evitativo, ele não é motivo de vergonha. Mas também é preciso entender que, embora úteis quando surgiram, agora esses padrões nos prejudicam.

Não existe um botão que possamos apertar para nos tornar mais seguros. Crenças antigas, reforçadas ao longo de uma vida inteira, não desaparecem da noite para o dia. Então somos tentados a continuar fazendo sempre a mesma coisa. Só que, para seguir um novo caminho, com relacionamentos mais recompensadores, precisamos entender aonde o caminho antigo nos levava.

O primeiríssimo passo para nos tornarmos mais seguros em nossos relacionamentos é reconhecer os padrões do nosso estilo de apego e entender como desejamos agir de agora em diante. É importante saber exatamente o que se deseja e por quê. Só então será possível descobrir como conquistar isso.

Reconheça o desconforto emocional e a ânsia de se isolar dos outros e tenha um plano para reagir a isso de um jeito que, em vez de afastar, aproxime as pessoas. Quanto mais tranquilo você se sentir durante uma aproximação, menos vontade terá de se isolar. Então parte do processo exige que você encontre maneiras mais úteis de se sentir calmo e seguro.

Note como as pessoas tentam se aproximar de você e bole um plano para que, da próxima vez, impulsos do passado não assumam o controle. É claro que isso é mais fácil na teoria do que na prática, então procure ajuda profissional, se possível. Também é útil manter um diário e escrever nele seus sentimentos; isso ajuda você a aprender com cada experiência, a planejar melhor suas reações e a se manter firme no seu propósito.[3] Se quiser mais orientações sobre como se abrir por meio da escrita, o livro de James W. Pennebaker e Joshua M. Smyth é um ótimo ponto de partida.[4] Independentemente do caminho que você seguir, saiba que todos nós temos muito que melhorar.

Comece pela autoconfiança

Ao contrário do que se possa imaginar, não aprendemos a ser confiantes nos concentrando na nossa relação com os outros, mas na nossa relação com nós mesmos. Só conseguimos ter coragem de confiar nos outros quando confiamos em nós.[5] Para isso, precisamos manter nossos próprios interesses em mente, nos cuidando e jamais questionando se merecemos amor e acolhimento, mesmo diante de rejeições, humilhações e abandonos. Esses são os monstros escondidos embaixo da cama de todas as conexões íntimas. *É se a outra pessoa não gostar de mim? E se ela não retribuir meu amor? E se eu mostrar quem sou e ela não gostar do que vir? E se eu for exposto e humilhado por todas as minhas imperfeições? E se eu não for bom o bastante?* A única forma de responder a todas essas perguntas é sabendo, sem sombra de dúvida, que você será uma fonte constante de amor e dedicação para si mesmo. Quando sabemos que somos capazes de sobreviver a tudo isso, nos sentimos livres para arriscar tudo em nome de conexões significativas e relacionamentos profundos. Isso não significa que ter conversas e intimidades desconfortáveis será fácil, mas permite que preservemos nossa autoestima. Isso transforma os obstáculos em experiências de aprendizado dolorosas das quais somos capazes de nos recuperar.

Identifique as armadilhas

Uma pessoa com estilo de apego evitativo não será necessariamente um lobo solitário. Todos nós sempre teremos a necessidade de criar vínculos, então podemos acabar numa constante batalha interior, tentando reprimir a necessidade de nos conectar com alguém para evitar o desconforto que isso causa.[6] Mas as maneiras como nos distanciamos nem sempre são óbvias, então fique atento se:

- Você tenta se convencer de que é uma pessoa independente que não curte compromissos.
- Você tende a se relacionar com pessoas indisponíveis, que talvez já estejam em outro relacionamento.
- Você se fecha quando percebe que a outra pessoa está se aproximando demais e querendo uma relação mais séria.
- Você supervaloriza os defeitos da outra pessoa, ignorando as partes que lhe agradam.
- Você tende a ignorar as carências emocionais da outra pessoa ou não as considera um motivo para se aproximar mais.
- Quando se sente sozinho num relacionamento que não vai bem, você fica fantasiando sobre amores do passado, mesmo sabendo que aqueles relacionamentos não eram certos para você.

Fique de olho e perceba como essas atitudes dificultam a proximidade e a conexão. Identificar esses padrões é um grande passo para mudar de comportamento. Por exemplo, quando você perceber que está se irritando demais com a pessoa amada, mude o foco e sinta-se grato por todas as qualidades que ela tem.

Inspire-se em pessoas seguras

Simplesmente tentar abolir seu afastamento instintivo de uma hora para a outra não é uma boa estratégia. O mais importante é ter objetivos claros para que você tenha alguma chance de conquistá-los. Caso já tenha se relacionado com uma pessoa segura, use-a como exemplo para modular suas próprias reações. A pessoa com estilo de apego seguro tende a se comportar assim no dia a dia:

- Tenta reagir às necessidades do outro e espera que isso seja recíproco. Isso significa perguntar como está a outra pessoa e reconfortá-la quando necessário, comunicando também as próprias emoções e necessidades com o máximo de clareza possível.
- Trata o parceiro com muito cuidado, de forma a diferenciá-lo das outras pessoas, criando uma bolha protetora ao redor do relacionamento. Pequenos gestos podem mostrar ao parceiro que ele é especial e como aquela relação é importante.
- Em momentos de conflito, tenta preservar a união e solucionar a desavença em vez de evitar contato e não falar tudo o que deveria ser dito. Isso requer fazer concessões e entender que vencer brigas não é o mais importante para se criar um relacionamento saudável.
- Resiste à tentação de ficar na defensiva ou de punir o parceiro durante uma briga. O segredo para isso está em comunicar os próprios sentimentos com clareza sem atacar o outro, estar disposto a refletir sobre as críticas recebidas e fazer ajustes que possam melhorar o relacionamento como um todo.
- Recusa-se a fazer joguinhos durante os conflitos. Não assume o papel de vítima, vilão ou salvador com a mera intenção de vencer, uma vez que isso não é benéfico para o relacionamento.

A principal diferença entre os estilos de apego seguro e evitativo é que a pessoa segura tende a querer se aproximar, não a se afastar. Fazer isso não é fácil para quem tem um estilo de apego evitativo. Então, se for esse o seu caso, reconheça que o desafio é grande e tente dar pequenos passos para mudar aos poucos. Comunique-se com seu parceiro sobre o que você está tentando fazer e explique por que se afasta em alguns momentos. Assim ele entenderá melhor a situação e ajudará nesse processo, mostrando-se mais compreensivo quando você recair em velhos hábitos.

Aprendizados

- Sua tendência a se distanciar dos outros não indica que há algo errado com você. É possível que esse comportamento tenha feito sentido em alguma fase da sua vida. Quando perceber que esses padrões agora fazem mais mal do que bem, lembre que é possível mudar de comportamento.
- Comece identificando os comportamentos geralmente sutis que você adota para evitar proximidade e intimidade. Isso lhe permite tomar a decisão consciente de mudá-los. Você pode começar se fazendo um pouco mais presente na vida das pessoas, de um jeito que antes evitava.
- Caso sua evitação esteja afetando relacionamentos importantes, não caia na tentação de justificar esse distanciamento emocional dizendo que você é apenas muito independente e não gosta de compromissos. Esforçar-se para se sentir mais seguro com outras pessoas ajudará você a ter relacionamentos mais felizes e recompensadores.
- Se quiser se sentir mais confortável em suas relações, compartilhe esse objetivo com seu parceiro. Isso fará com que ele entenda melhor o que está acontecendo e lhe ofereça apoio quando você sentir a tentação de se afastar.

"Mesmo com todos os riscos que corremos ao investir em relacionamentos, a vida seria bem mais difícil sem eles."

Para você ler quando...
Dra. Julie Smith

CAPÍTULO 11

Quando você quiser vencer uma discussão

"Julgue seus comportamentos pelo efeito que eles causam nas pessoas a longo prazo."
— Robert Greene[1]

Minha carta para você

Numa discussão, independentemente do que a outra pessoa fez ou deixou de fazer, costumamos tentar recuperar o poder ou o respeito que sentimos ter perdido. E todos nós temos truques que parecem ajudar nesse processo. Mas aposto que a maioria dos conflitos que você tem no dia a dia são com as pessoas mais importantes da sua vida: pessoas que você faz questão de ter ao seu lado, que fazem parte do seu time. Pense com muito cuidado antes de magoar seus aliados.

Quando você briga com seus entes queridos, a única pessoa que fica satisfeita com sua vitória é você mesmo. Para as pessoas derrotadas, a memória que fica não é de admiração por você estar certo; elas vão se lembrar de terem sido esmagadas, ignoradas e desprezadas. Caso tenham percebido que você é capaz de ser ferino só para ganhar uma briga, elas perderão a confiança que têm em você por um bom tempo.

Assim, caso queira vencer brigas com uma pessoa próxima, pare para pensar no seu futuro com ela e nas prováveis consequências de haver um vencedor e um perdedor. O que você espera da relação com essa pessoa? Você quer se mostrar inflexível e implacável, fazendo as coisas do seu jeito? É importante refletir sobre isso. Vencer todas as brigas não é tão satisfatório quanto parece. É algo que pode tornar sua vida muito solitária, destruindo tudo o que de fato importa só para que você vença discussões banais.

Mas isso não significa que devemos nos esquivar de conversas difíceis e simplesmente baixar a cabeça para manter a paz. Isso também prejudica os relacionamentos. Todos nós precisamos resolver nossas desavenças. Entretanto, quando fazemos isso com o objetivo de encontrar uma resolução em vez de uma vitória, tudo muda. Nenhuma das partes precisa se sentir derrotada no fim do processo. Talvez o resultado não seja perfeito e a briga volte à tona várias vezes até que se encontre uma solução que agrade a todos. Mas queremos que a outra pessoa continue nos amando e nos respeitando no futuro; ter isso em mente nos ajuda a resistir à tentação de derrotá-la com um ataque verbal, o que acabaria com o afeto e causaria danos duradouros no relacionamento.

🔧 Ferramentas para usar em tempo real

Por mais tentador que seja descontar sua raiva no calor do momento, pare e reflita sobre algumas questões importantes. Essa é uma forma rápida e fácil de enxergar através da névoa da fúria e prevenir erros que podem custar caro no futuro.

A primeira reflexão a ser feita é: com quem você está brigando e por quê? Qual é o seu futuro com essa pessoa? E quais são as consequências de vencer ou perder?

O que você quer para esse relacionamento a longo prazo? Terminá-lo? Melhorá-lo? Criar filhos juntos sem tornar a vida dos dois um inferno? Como o problema em questão se encaixa no relacionamento como um todo? O que você está tentando transmitir à outra pessoa e o que ela parece estar tentando transmitir de volta?

Seja o primeiro a ouvir

No auge de uma discussão, é comum começarmos a pensar na nossa resposta antes mesmo de a outra pessoa chegar ao meio da frase. Todo mundo quer ser escutado, mas ninguém quer escutar.

Nesse momento, quem for capaz de deixar de lado a intensidade emocional para levar em consideração a perspectiva do outro terá mais chance de fazer progresso. Interromper o próprio discurso para ouvir a outra pessoa pode parecer desistência, mas não precisa ser assim.

Quando somos alvo de gritos, críticas, acusações ou julgamentos, instantaneamente nos fechamos e nos concentramos em nos proteger. Por outro lado, ficamos mais propensos a ceder quando sentimos que a outra pessoa nos escuta e nos compreende. Assim, é muito produtivo quando conseguimos controlar uma briga simplesmente ouvindo com calma e prestando atenção. Isso não significa dizer que a outra pessoa tem razão; na verdade, significa dizer "Estou ouvindo e disposto a entender que a sua perspectiva é diferente da minha".

Ao mudar o tom e o volume da nossa voz para mostrar que não somos uma ameaça, conseguimos acalmar os ânimos e criar um espaço mais propício ao diálogo. O importante é mostrar que o relacionamento e a vida compartilhada vão além desse breve instante. Isso pode causar um efeito quase imediato, fazendo com que todos os envolvidos baixem a guarda para respirar.

Não parta para o ataque

Sempre tenha em mente que, em qualquer briga, todo mundo acha que está certo e tem acesso à verdade absoluta. Mas o que temos são versões diferentes do que seria "a coisa certa", dependendo da perspectiva de cada um. Assim, para lidar com conflitos pessoais, você precisa antes de tudo aceitar a personalidade do outro.[2] Independentemente da sua opinião sobre o comportamento da outra pessoa ou das coisas erradas que ela defende, se você quiser que o relacionamento dure, a última coisa que deve fazer é desdenhar do caráter dela ou atacá-la com base nisso. Ataques pessoais têm consequências profundas.

Quando é a outra pessoa quem perde o controle e nos ataca, enxergamos mais claramente a falta de lógica. Isso acontece quando não há mais argumentos e só resta a ela nos xingar. Não caia na tentação de fazer o mesmo. Você não precisa levar a sério as acusações da outra pessoa. Lembre que ela está repetindo um padrão porque se sente encurralada, e suas ações provavelmente são guiadas pelo medo ou pela mágoa. Seja qual for sua responsabilidade real por esses sentimentos, será melhor para todos se você conseguir enxergar o que está acontecendo e se compadecer. Assim você se tornará menos propenso a perder o controle e atacar de volta, e a outra pessoa se tornará menos propensa a piorar a situação.

Encontre força na flexibilidade

As brigas mais bem-sucedidas chegam a um meio-termo sem que ninguém precise abrir mão de muita coisa. Podemos ser flexíveis sem minar nossa personalidade nem os limites pessoais que mantêm intacta nossa integridade. Ninguém quer brigar com um parceiro ou um ente querido. Só que diferenças de opinião surgem quando menos esperamos, e aí não dá tempo de sentar e pensar nas concessões que estamos ou não dispostos a fazer. Então haverá momentos em que estaremos errados. O segredo é estarmos dispostos a refletir sobre as situações que não deram certo no passado e pensar nos comportamentos que devemos mudar no futuro. Caso você note que é sempre a outra pessoa que pede desculpas e cede, talvez seja interessante tentar ser mais flexível. Se o outro ultrapassa seus limites e não abre espaço para conversa, então procure determinar uma lista de parâmetros para ambos seguirem. Depois que a briga passa, fica mais fácil pensar nas ocasiões em que dissemos "sim" quando deveríamos ou queríamos ter dito "não", ou nos momentos em que fomos inflexíveis demais. Ter noção disso nos ajuda a lidar melhor com brigas futuras, aumentando nossa chance de escolher um caminho diferente na próxima vez.

Pise no freio

Quando precisamos defender nossos limites ou necessidades, podemos nos deparar com dois obstáculos. O primeiro é estarmos tão imersos nas necessidades do outro que nos anulamos; o segundo é nos intimidarmos com a intensidade das emoções alheias. Ao ser alvo de raiva e gritos, nossa mente pode acabar entrando em alerta, embaralhando nossos pensamentos e argumentos. Se isso acontecer, tente diminuir o ritmo da discussão para que os impulsos não sabotem a conversa que você planejava ter.

A serenidade é um superpoder quando desejamos ser escutados. Na melhor das hipóteses, a raiva torna nossos argumentos menos críveis. Na pior, ela magoa a outra pessoa, levando-a a ficar na defensiva e acabando com nossa chance de sermos ouvidos. Comunicar-se com clareza requer compostura e confiança, mesmo quando estamos emocionalmente abalados.

Pode-se dizer que a raiva é uma espécie de último recurso. Enquanto houver argumentos, a raiva não contribuirá em nada para uma reconciliação tranquila. Emoções fortes até podem calar a outra pessoa, mas não confunda esse silêncio com concordância. Caso você sinta que está perto de perder o controle, deixe isso bem claro e se afaste para conseguir se acalmar antes de retomar a conversa.

Não julgue a experiência do outro

Em discussões, há quem se coloque numa posição de autoridade para determinar quando os sentimentos da outra pessoa são ou não válidos. Caso você sinta a tentação de fazer isso, pare e respire. Dizer a uma pessoa que ela não deveria se sentir de determinada maneira quando ela já se sente assim não faz com que o sentimento desapareça. O resultado mais provável é que você adicione uma dose de vergonha ao problema, imediatamente acabando com qualquer possibilidade de ter uma conversa razoável e bem-sucedida.[3]

Não precisamos concordar com a perspectiva do outro para reconhecer que ele se sente de determinada forma. Deixá-lo sentir o que sente é um passo essencial no caminho para a reconexão. Mais uma vez, é útil trocar o julgamento pela curiosidade. No calor do momento, ficamos cheios de opiniões. Erguemos barreiras, protegendo nosso ponto de vista como a única verdade possível. Por que nos daríamos o trabalho de tentar entender a opinião do outro quando sabemos que a nossa é a correta? Bem, caso seu objetivo seja manter e aprofundar uma relação, ela só será saudável quando ambas as partes reconhecerem que são indivíduos distintos que sempre terão perspectivas e sentimentos únicos. Tentar entender algo é diferente de ceder. Dizer "Compreendo" não é o mesmo que dizer "Concordo". Permita que a emoção do outro esteja presente, sabendo que você pode reconhecê-la sem ser convencido de que ela é a melhor maneira de encarar a situação.

Identifique seus pensamentos distorcidos

O **viés de confirmação** está muitas vezes presente em brigas que parecem ter perdido o sentido. Trata-se da tendência humana de interpretar informações de uma forma que confirme crenças preexistentes. Nenhuma discussão gira em torno apenas do que está acontecendo aqui e agora. Se tivermos crenças profundas sobre não sermos bons o bastante, ou se esperarmos que os outros percam o interesse e não se importem conosco, então todas as situações que possam ser interpretadas sob essa perspectiva serão vistas como provas de que, de fato, a outra pessoa não gosta de nós e não somos bons o bastante para ela. Esses sinais serão gritantes, enquanto contraprovas passarão despercebidas. Fazemos isso mesmo quando essas crenças nos machucam, porque experiências passadas moldam nossa visão de mundo e não podem ser alteradas com facilidade.

O **raciocínio emocional** causa brigas destrutivas. *Eu me sinto assim, então deve ser verdade. Se fui ofendido ou fiquei magoado, você deve ter feito* *algo errado.* É algo que se encaixa muito bem com o viés de confirmação. *Tenho a sensação profunda de que não mereço o amor de ninguém e fico magoada quando meu namorado se atrasa para um encontro, pois acho que ele não se importa comigo. Não me sinto amada por ele, então é claro que ele não me ama o suficiente.* Nessa linha de pensamento, não consideramos a perspectiva do outro. Algo pequeno pode tocar numa ferida do passado porque o cérebro tenta entender as coisas baseando-se em momentos que já despertaram sentimentos semelhantes. Essa pessoa e esse relacionamento podem ser muito diferentes daqueles que criaram a ferida, mas a emoção anterior é usada para criar uma nova realidade.

O **raciocínio egocêntrico** é outro viés que devemos identificar em discussões. Ele acontece quando encaramos nossa perspectiva como um fato e esquecemos que os outros têm valores, ideais e perspectivas diferentes. Isso nos leva a achar que os outros precisam seguir todas as regras em que acreditamos, geralmente sem as explicarmos a eles. Se temos regras sobre a importância de tirar os sapatos ao entrar na casa de alguém, podemos nos sentir ofendidos quando um amigo entra na nossa cozinha sem tirar as botas, ignorando o fato de esse amigo não ter a mesma opinião nem saber da nossa sobre o assunto. Isso pode abalar relações e deixar as pessoas ao nosso redor pisando em ovos, com medo de serem punidas se saírem da linha.

A **generalização** é um padrão de pensamento familiar para muitas pessoas, porque fazemos isso com nós mesmos quando não estamos nos sentindo bem. No fim de um dia produtivo, deixamos o jantar cair no chão enquanto o tiramos do forno e acabamos declarando que o dia inteiro foi um desastre. O impacto do nosso estado emocional nesse tipo de situação é claro. Mas, quando fazemos isso em discussões, o resultado pode ser péssimo. Muitas vezes acabamos dizendo coisas do tipo "Você *nunca* lava a louça que usa!", ou "Você *nunca* me ajuda a arrumar a casa!". Em vez de lidar com cada situação individualmente, agrupamos tudo e fazemos uma grande generalização, ignorando todos os momentos em que a outra pessoa pode ter feito a coisa certa. Em resultado, ela instantaneamente se sente desvalorizada, já que seus esforços foram menosprezados. De repente, ela perde qualquer vontade de fazer o mínimo para nos agradar, ficando na defensiva e certamente jogando na nossa cara como somos mal-agradecidos. Abandonar essa abordagem pode mudar tudo.

Aprendizados

- Quando você briga com seus entes queridos, a única pessoa que fica satisfeita com sua vitória é você mesmo. Para as pessoas derrotadas, a memória que fica não é de admiração por você estar certo; elas vão se lembrar de terem sido esmagadas, ignoradas e desprezadas.
- Caso queira vencer brigas com uma pessoa próxima, pare para pensar no seu futuro com ela e nas prováveis consequências de haver um vencedor e um perdedor. O que você espera da relação com essa pessoa?
- Vencer todas as brigas não é tão satisfatório quanto parece. É algo que pode destruir tudo o que de fato importa só para que você vença discussões banais.
- Priorizar um relacionamento não significa se esquivar de conversas difíceis e simplesmente baixar a cabeça para manter a paz. Isso também prejudica os relacionamentos. Todos nós precisamos resolver nossas desavenças. Entretanto, quando fazemos isso com o objetivo de encontrar uma resolução em vez de uma vitória, tudo muda.
- Independentemente da sua opinião sobre o comportamento da outra pessoa ou das coisas erradas que ela defende, se você quiser que o relacionamento dure, a última coisa que deve fazer é desdenhar do caráter dela ou atacá-la com base nisso.
- Diminuir o ritmo da discussão pode impedir que impulsos sabotem a conversa que você quer ter. A serenidade é um superpoder quando desejamos ser escutados.

"A serenidade é um superpoder quando desejamos ser escutados."

Para você ler quando...
Dra. Julie Smith

CAPÍTULO 12

Quando for difícil pedir ajuda

"Se quiser ir rápido, vá sozinho. Se quiser ir longe, vá acompanhado."
— Provérbio africano

Minha carta para você

De todos os capítulos deste livro, acho que este será o mais usado. Se há uma coisa de que os seres humanos precisam é uns dos outros. Mas saber que precisamos de ajuda é muito mais fácil do que ir em busca dela. Na maior parte do tempo, a questão não é nem o medo de a outra pessoa não poder ajudar; é o medo de ela poder. Porque aí teríamos que aceitar sua bondade. E aceitar ajuda vai contra o impulso de não precisarmos de ninguém, de sermos independentes.[1] Então acabamos nos convencendo de que nossos problemas são grandes ou pequenos demais para pedirmos ajuda. E passamos a acreditar que, por algum motivo, nossa maior prioridade é não nos tornarmos um fardo para os outros.

Ainda bem que nossos ancestrais não acreditavam nisso. Do contrário, não estaríamos aqui hoje. Um dos maiores triunfos dos nossos antepassados, essencial para a sobrevivência, foi saber que nada se conquista sozinho. Eles ajudavam uns aos outros quando podiam e aceitavam ajuda quando precisavam. Não os desmerecemos por isso; nós os admiramos. Então não ache que se virar sozinho é sinal de força. O poder está no grupo.

Escolher não buscar ajuda quando isso é necessário é pisar no freio da própria vida. É decidir que nossos planos e anseios não merecem receber todos os recursos disponíveis. É algo que nos torna infinitamente mais solitários e aumenta muito a chance de desistirmos. Caso você tenha um grande objetivo na vida, entenda que ele não será conquistado sem ajuda. Toda pessoa bem-sucedida conta com muitas outras que a apoiam para maximizar o próprio desempenho e o próprio sucesso.

A voz interior que o aconselha a se esconder dos outros e seguir sozinho costuma ser o medo. É o instinto de se manter protegido do julgamento alheio. Porém, se você seguir esse impulso, pagará um preço alto. Você se sentirá seguro agora, mas ficará estagnado. E essa imobilidade perdura mais que a sensação de segurança. Talvez você consiga impedir que as outras pessoas enxerguem sua vulnerabilidade, mas, ao fazer isso, vai impedi-las de ver você se tornar sua melhor versão. Acabará trocando um instante em que se sentiria exposto e vulnerável por uma vida inteira imaginando se as coisas teriam sido melhores se você tivesse tido coragem suficiente para pedir ajuda.

Ajudar e ser ajudado fazem parte da natureza humana. E digo mais: ao aceitar ajuda agora, você poderá retribuir essa gentileza ajudando outra pessoa no futuro, talvez até dando mais do que recebeu.

Ferramentas para usar em tempo real

Algumas das ferramentas a seguir podem nos ajudar a superar tanto os raciocínios quanto as emoções que nos impedem de buscar a ajuda necessária. Incluí também algumas reflexões para quando você decidir fazer a coisa certa e finalmente pedir ajuda.

Sentimentos não são fatos

Quando bate o desânimo, podemos ser acometidos por sentimentos intensos que nos orientam como se fossem fatos. Esse raciocínio emocional pode ser uma armadilha quando sabemos que precisamos de ajuda. O desânimo abre espaço para sensações de medo, isolamento, inadequação e desmerecimento. Então concluímos que, por nos sentirmos de determinada maneira, esse sentimento deve representar a verdade. Talvez acreditemos que estamos sozinhos e não merecemos ajuda. Mas essas crenças não refletem a realidade; elas refletem nosso humor e nosso estado emocional.

Portanto, quando você se recusar a buscar a ajuda necessária porque está acreditando em pensamentos que têm mais a ver com seu humor do que com a realidade, procure lembrar que o raciocínio emocional é apenas uma distorção de pensamento.

Por exemplo, caso sinta que não merece ajuda e acredite nisso como se fosse um fato, você começará a agir como se isso fosse verdade. No entanto, sabemos que há pessoas que discordam disso, pessoas que sabem que você merece ajuda. Eu mesma sou uma delas.

Há muitos motivos para pedir ajuda e muitos motivos para não pedir. Porém muitas vezes evitamos pedir ajuda porque queremos evitar um desconforto a curto prazo. E nos apegarmos a esse tipo de motivo é a receita para o fracasso. Então, quando você notar a presença de certo raciocínio emocional, tente combatê-lo com perspectivas alternativas. Depois tome a decisão consciente de aumentar o volume dos pensamentos que mais o ajudem a seguir em frente. Escrever sobre o que você está passando pode ser muito útil, porque assim você se distancia um pouco dos pensamentos e para de remoê-los. Liste todas as crenças que estão atravancando sua vida e que parecem estar ligadas ao raciocínio emocional. Então acrescente pelo menos uma perspectiva alternativa ao lado delas.

Vire o jogo

Para quem está de fora, é muito fácil nos enxergar como merecedores de ajuda, mas é bem mais difícil termos essa visão objetiva de nós mesmos.

Uma das maneiras de fazer isso é dedicando alguns momentos a responder às próximas perguntas.

💡 Experimente

Pegue todos os problemas que você estiver enfrentando agora e imagine que não são seus. Imagine que são de um ente querido que você jamais gostaria de ver sofrendo. Como você se sentiria sabendo que essa pessoa está passando por tudo isso?

Que ajuda você gostaria de oferecer? Sabendo o que você sabe sobre esses problemas específicos, que tipo de ajuda faria mais diferença?

Agora imagine que você não pode ajudar a pessoa dessa maneira porque, bem, você não sabe pelo que ela está passando. Ela decidiu enfrentar os próprios problemas sozinha e não pedir ajuda de ninguém. Ela sabe que pedir ajuda facilitaria muito a vida, mas enxerga as mesmas barreiras que você.

Perceba quanto dói querer ajudar alguém que não aceita sua ajuda.

Observe como você enxerga a situação. Você julga a pessoa pelo contexto em que ela se encontra ou simplesmente a vê como um ser humano que precisa de apoio?

Imagine esse ente querido e pergunte a si mesmo: ele merece ajuda?

Conhecendo bem a situação, de que ele mais precisa no momento?

O que você gostaria que ele tivesse forças para fazer?

Se você pudesse, como explicaria a ele que a melhor atitude a tomar é pedir ajuda?

Se você acredita que essa pessoa merece sua ajuda, então se permita receber ajuda também.

Velocidade

Depois de entender que pedir ajuda é necessário, considere este importante princípio: a velocidade.[2] Quanto mais rápido fechamos a lacuna entre decisão e ação, mais fácil é torná-las realidade. Nesse momento, a maior barreira é convencer a si mesmo a mudar de ideia. Então pense nos primeiros passos a serem dados e comece a tomar uma atitude assim que for possível. Não importa se você quer se sentir melhor, entender melhor as coisas ou agir de determinada forma – o único caminho possível é tomar uma atitude.

Quando paramos de pensar e começamos a fazer, essa mera ação já nos beneficia instantaneamente. Se pedirmos ajuda uma primeira vez, provaremos a nós mesmos que somos capazes de fazer isso de novo no futuro.

Pode ser que a primeira tentativa não saia como foi planejada porque não fomos claros o bastante ou porque pedimos ajuda à pessoa errada. Seja como for, ganhamos aprendizado. Agora sabemos que somos capazes de buscar apoio e que vamos sobreviver se isso não der certo.

Boa parte do que aprendemos na vida vem de ações, não de pensamentos. Quando entendemos isso, nos tornamos mais propensos a tomar atitudes, por mais assustador que isso possa parecer. Quando ficamos empacados, sem saber se devemos fazer aquilo que parece ser o melhor para nós, é como se ficássemos presos no espaço entre quem somos e aquilo que desejamos. Dar um passo à frente é a única forma de nos aproximarmos dos nossos objetivos. O resultado é menos importante que o ato em si, porque ações geram mais ações, e assim pegamos embalo.

Não deixe nada por conta do acaso

Tudo que parece difícil demais num primeiro momento se torna mais administrável quando dividido em etapas claras e concretas. Então não olhe para um futuro muito distante, apenas para a tarefa à sua frente.

Experimente

Faça uma lista das pessoas a quem você poderia pedir ajuda, começando pela mais prestativa.

Depois escreva exatamente aquilo de que você precisa: um ombro para chorar, uma distração, uma ajuda prática ou apenas conexão e amizade. Quando temos esses detalhes em mente, fica mais fácil sermos claros sobre o que vamos pedir. Não precisamos improvisar muito nem fazer insinuações vagas, caindo de novo na armadilha da evitação. As pessoas têm tanta dificuldade em ler nas entrelinhas quanto em ler mentes, então a clareza é nossa aliada.

Buscar ajuda é sinal de independência – não de codependência

Não caia na tentação de achar que buscar ajuda é coisa de gente codependente, que não consegue ou não quer se virar sozinha.

A dependência que temos em relação à nossa família e à nossa comunidade é natural e aumenta nossas chances de sobrevivência e de desenvolvimento ao longo da vida.[3] Com uma rede de apoio, conseguimos nos levantar e tomar as atitudes necessárias para seguirmos em frente.

Faz sentido buscar conselhos de pessoas experientes, buscar ajuda prática de pessoas competentes e buscar um ombro amigo de pessoas acolhedoras. Se você tiver medo da codependência, comprometa-se a não deixar que os outros carreguem sozinhos todo o peso do problema. Demonstre respeito pela colaboração deles ao tomar atitudes corajosas na direção dos seus objetivos. Isso envolve reconhecer o momento de pedir ajuda quando você estiver perdendo as forças.

Aprendizados

- Não pedir ajuda quando isso é necessário é uma troca: um instante em que você se sentiria exposto e vulnerável por uma vida inteira imaginando se as coisas teriam sido melhores se você tivesse tido coragem suficiente para pedir ajuda.
- Escolher não buscar a ajuda necessária é decidir que você não merece receber todos os recursos disponíveis para tornar seus planos realidade. Isso aumenta muito a chance de você desistir. Ninguém alcança grandes conquistas sem ajuda. Toda pessoa bem-sucedida conta com vários tipos de apoio.

- A voz interior que o aconselha a se esconder dos outros e seguir sozinho costuma ser o medo. É o instinto de se manter protegido. Porém, se você seguir esse impulso, pagará um preço alto. Você se sentirá seguro agora, mas ficará estagnado, e essa imobilidade perdura mais que a sensação de segurança.
- O simples fato de sentir que não merece ajuda ou que é um fardo para os outros não significa que isso seja verdade. Esses pensamentos e sentimentos refletem seu humor, não a realidade.
- Caso acredite que outro ser humano na mesma situação que a sua merece ajuda, então você também merece.
- Depois que decidir pedir ajuda, seja rápido. Nesse momento, seu maior desafio será convencer a si mesmo a mudar de ideia.
- Jogar indiretas não funciona. Seja claro e prático sobre suas necessidades. Isso facilita a vida das pessoas que querem ajudar, porque elas não precisam ficar adivinhando o que você deseja.

"Saber que precisamos de ajuda é muito mais fácil do que ir em busca dela. Mas boa parte do que aprendemos na vida vem de ações,
não de pensamentos."

Para você ler quando...
Dra. Julie Smith

PARTE 2

Quando for difícil lidar consigo mesmo

CAPÍTULO 13

Quando sua voz interior for sua pior crítica

"Não é a montanha que conquistamos, mas nós mesmos."
— Sir Edmund Hillary

Minha carta para você

Quando foi a última vez que você deixou de atender às próprias expectativas? O que você fez exatamente? E como foi o tormento silencioso que assolou sua mente depois? Como você interpretou esse fracasso? Interpretou como a definição de quem você é? Como a previsão de quem você está destinado a ser? Ou como outra lição aprendida?

Engana-se quem pensa que a autorrecriminação não tem efeitos colaterais indesejados. Ficar se criticando o tempo todo é como viver num cômodo minúsculo (mais ou menos do tamanho da sua cabeça) com alguém que dedica toda a sua existência a atormentá-lo. Ninguém sai confiante de uma situação como essa. O resultado será o oposto. Sei disso porque muitos pacientes procuram meu consultório após passarem anos aceitando cegamente essas autocríticas implacáveis como uma verdade absoluta e agindo de acordo com elas.

Por incrível que pareça, muitos se apegam a esse crítico interior e o defendem. É a mesma lógica seguida por alguém que defende um parceiro emocionalmente abusivo que alega só fazer críticas para ajudar: ele só está tentando proteger a pessoa de ser humilhada fora de casa. E acabamos nos sujeitando a isso porque nos convencemos de que é necessário. Se não tomarmos cuidado, essa voz crítica começa a nos convencer de que não tentar é mais seguro do que arriscar um fracasso. Quando percebemos, estamos aplicando esse raciocínio em todas as esferas da vida, nos contentando com pouco por medo de arriscar demais.

Ou talvez não. Talvez o crítico interior seja visto como nosso ajudante mais útil, nossa única fonte de motivação. Então seguimos em frente com exagero para suprir as exigências que ele inventa todos os dias e para acabar com nossas inseguranças. Mas nós sabemos, assim como as pessoas ao nosso redor, que estamos forçando a barra demais, que perdemos nossa autenticidade. Mesmo que as pessoas nos elogiem e nos validem, acabamos nos sentindo um pouco como fraudes, o que nos torna ainda mais ansiosos, já que precisamos manter as aparências. E, com isso, preservamos o crítico interior. Porque, ainda que sejamos bem-sucedidos, ele continua afirmando que somos insuficientes e que precisamos de um puxão de orelha para não nos entregarmos à preguiça.

A esta altura da vida, é bem provável que você já tenha ouvido que, para ir longe, é preciso se cercar de pessoas que querem o melhor de você. E, sem dúvida, você já é capaz de reconhecer um bom amigo: alguém que comemora suas vitórias, que oferece apoio quando você tropeça e que o ajuda a encontrar um caminho para seguir em frente sem fazer ataques ou críticas. Afastar-se de amigos que não agregam nada é uma coisa; e quando quem faz isso é nossa própria mente? Quando nossa narrativa interior nos menospreza, mudar parece impossível, porque somos nossos pensamentos. Quando os encaramos como uma extensão de nós mesmos, nos sentimos impotentes para escolher uma narrativa diferente. Então vivemos de acordo com os primeiros pensamentos que aparecem. E podemos até nos livrar das pessoas que nos puxavam para baixo, mas continuamos fazendo o trabalho delas na intimidade da nossa mente.

Pense nisso. A próxima vez que surgir um pensamento desdenhoso e autodepreciativo, observe se essa voz parece pertencer a alguém com quem você gostaria de conviver. Se a resposta for "não", então a boa notícia é que você pode escolher. Você pode interromper o fluxo dessa história e começar uma nova, com uma voz que pareça pertencer a alguém confiável, que lhe ofereça apoio, que deseje o melhor de você, que entenda todo o progresso que você já fez e se sinta orgulhoso dele, que diga aquilo que você precisa escutar em vez de aproveitar qualquer oportunidade para feri-lo com palavras.

A pessoa que lhe deu este livro de presente quer que você comece a reconhecer em si mesmo a potência que ela enxerga – mesmo que essa pessoa seja uma parte de você. Ela quer que você perceba seu valor e seu potencial, que se veja da maneira como ela vê: como alguém que vale a pena conhecer e incentivar, alguém com um futuro promissor pela frente. Ela enxerga a sua bondade e sabe que se você se valorizar da maneira como ela valoriza, você irá longe. Essa pessoa não precisa de agradecimentos. Ela precisa que você reconheça as próprias qualidades e as aplique em sua vida. Que você seja motivo de orgulho para ela e para si mesmo. E você não será capaz de fazer isso enquanto passar o dia inteiro se detonando na própria mente. Então comece a se tratar da maneira como essa pessoa sabe que você merece ser tratado. Porque seu potencial vai além das projeções que sua mente faz agora, e a única coisa que comprovará isso para você serão suas ações.

Ferramentas para usar em tempo real

Caso você ainda esteja na dúvida sobre se deseja mesmo abrir mão do seu crítico interior, apesar de saber dos efeitos negativos que ele causa, tenho ferramentas para ajudá-lo. Saiba que você não precisa abandonar toda a autocrítica em favor de um discurso autoindulgente e sentimental. Você pode permitir autocríticas que de fato sejam úteis em vez de apenas machucarem. Todos nós queremos fazer progresso na vida, mas qualquer pessoa que busca ajuda para impulsionar a carreira, por exemplo, vai preferir um coach profissional a um adolescente implicante. E há um bom motivo para isso: apenas um deles nos ajuda a despertar o melhor de nós. Esta seção lista algumas ferramentas para tornar sua autocrítica mais construtiva.

Se houver críticas, que sejam construtivas

Nem todas as críticas são úteis. Mas como podemos deixar para trás as autocríticas que nos puxam para baixo e manter apenas aquelas que nos motivam a nos levantar após uma queda?

Caso você já tenha tentado ensinar a uma criança algo que leve bastante tempo para aprender, terá notado que, quando ela comete erros ou não alcança o resultado esperado, a maneira como falamos com ela faz diferença: ela pode se sentir motivada a tentar de novo ou a desistir, dependendo da nossa reação. O mesmo acontece na nossa mente, em qualquer idade. Haverá momentos em que vamos desistir ou nem sequer tentaremos por causa do crítico interior que nos diz que não somos capazes. E a recompensa é evitar o fracasso. Por exemplo, quero escrever este livro, mas um fluxo de consciência incessante fica questionando: quem eu penso que sou para achar que consigo? Se eu seguir em frente com esse projeto, posso acabar falhando miseravelmente. Escrever me deixa vulnerável. A autocrítica me incentiva à aparente segurança, fazendo com que qualquer empreitada pareça fútil e arriscada. Mas o que me torna confiante não é a evitação, mas colocar palavras na página.

Então como podemos ser autocríticos sem nos causar mais mal do que bem?

Cinco coisas que você deve eliminar da autocrítica

1. **Ataques gerais.** Isso acontece quando, a partir de um fracasso ou erro, passamos a fazer um ataque generalizado contra nosso caráter e nossa personalidade, como se um evento nos definisse como pessoas, deixando claro que não temos nenhum valor. Tendemos a fazer isso no calor do momento, quando nos sentimos com raiva ou frustrados, geralmente nos tratando de um jeito que chamaríamos de bullying se viesse de outras pessoas.
2. **Supergeneralização.** Enquanto os ataques gerais são focados em atributos e juízos de valor, a supergeneralização se concentra naquilo que acontece conosco.[1] Damos importância excessiva a um evento específico, como se uma situação negativa tivesse mais peso que todas as positivas que aconteceram antes dela, comprometendo todo o futuro dali em diante. Isso acontece, por exemplo, quando algo dá errado e classificamos o dia todo como um desastre, ou quando um relacionamento termina e pensamos que todos os relacionamentos são perda de tempo. Essa é a receita para a desistência e o sinal mais clássico de inflexibilidade. Quem tem o mindset fixo ou da estagnação acha que suas habilidades são predeterminadas desde o nascimento, ao passo que o mindset do crescimento reconhece que é possível melhorar com esforço. Talvez você se enxergue como alguém bom em matemática até deparar com um desafio além de suas habilidades atuais. Nesse caso, o mindset fixo conclui "Não sou bom nisso" e desiste.
3. **Acúmulo mental.** Após uma falha ou dificuldade, começamos a pensar em todos os outros fracassos que já tivemos. Nosso mundo interior começa a parecer uma campanha de ódio na internet, que vai se tornando cada vez mais desproporcional. É claro que pensar dessa maneira faz com que nosso estado emocional e nosso humor entrem em parafuso. Isso nos impede de aprender com a experiência e de tentar outra vez.
4. **Linguagem desdenhosa e ofensas.** Quando uma pessoa é alvo de desdém por conta de suas falhas, sua reação natural costuma ser parar de ouvir e começar a se defender.[2] Isso sabota qualquer progresso

ou chance de aprendizado. E o que acontece quando demonstramos desdém por nós mesmos, quando as palavras em nossa mente ganham tons de "Eu te odeio! Você é completamente inútil"? Nesses momentos, em vez de nos defendermos, aceitamos esse ódio como algo válido e começamos a nos comportar e a nos tratar como se isso fosse verdade.

5. **Autoproteção.** Quando somos alvo de um ataque verbal, tendemos a revidar ou fugir da situação. Mas, quando somos nós que iniciamos o ataque, a defesa se torna inconsciente. Por impulso, cedemos à tentação de buscar segurança e conforto. Talvez façamos isso evitando a tarefa que gostaríamos de fazer, dizendo a nós mesmos que não estávamos com tanta vontade assim. Ou talvez comecemos a jogar a culpa nos outros para aliviar parte do peso da vergonha que acompanha a sensação de fracasso. Não importa qual seja o mecanismo de autoproteção, todos tendemos a nos afastar do tipo de atitude que nos motivaria a crescer.

Cinco coisas que você deve fazer durante a autocrítica

1. **Escolha sua perspectiva.** Como já vimos, é importante enxergar a realidade sob novas perspectivas. Quando estiver pensando sobre si mesmo, afaste-se um pouco para ter uma visão geral do contexto. Isso permite que cada situação seja vista como um mero ponto num espaço muito maior. Algumas correntes da psicologia sugerem colocar no papel os eventos que se desdobraram ao longo de toda a nossa vida. Essa pode ser uma ótima ferramenta para integrar situações momentaneamente incômodas à nossa narrativa mais ampla. Nenhuma situação específica é capaz de definir uma pessoa complexa, multidimensional, em constante aprendizado. É importante aproveitar toda oportunidade de aprender com erros e acertos. Busque lições que fortaleçam sua determinação diante de situações semelhantes no futuro.

2. **Avalie apenas atos.** Tendemos a avaliar nossa personalidade e nosso valor como se fossem imutáveis, o que no fim das contas não

é útil e só nos envergonha. Para conseguirmos chegar aonde desejamos, devemos transformar a avaliação do nosso caráter numa avaliação dos nossos atos. Isso significa manter o foco em eventos, escolhas e comportamentos específicos. Significa sermos o mais claros e objetivos possível, como se estivéssemos ajudando outra pessoa a ter um desempenho melhor. Não conseguiremos aprender nada enquanto estivermos ocupados tentando avaliar nosso valor como seres humanos. Nossa mente sempre vai priorizar esse tipo de questão e nos colocar na defensiva se agirmos assim. Porém, quando deixamos de questionar nosso valor intrínseco, nos sentimos seguros para avaliar nossos erros e aprender com eles. Nosso valor, portanto, é inegociável. Não podemos progredir sem ele. Quando algo que você fizer não der certo, tente manter certo senso de controle para solucionar o problema. Faça isso se concentrando nas opções disponíveis. Quando somos reprovados num teste e concluímos que isso aconteceu porque somos incompetentes, não temos outro caminho a seguir além daquele que nos leva ao fundo do poço. Por outro lado, quando não envolvemos nossa personalidade nisso e refazemos o teste tentando entender onde erramos, encontramos a energia necessária para seguir em frente de novo. Quando conseguimos enxergar as opções diante de nós, não perdemos tempo nos odiando nem pensando em desistir.

3. **Escolha suas palavras com cuidado.** Imagine que uma criança que você ame muito se mostre talentosa em determinado esporte e você seja incumbido de ensiná-la a lidar com vitórias e derrotas. No caminho para grandes conquistas, ela comete alguns erros e sofre grandes reveses, e é seu dever ser o primeiro a conversar com ela e resgatar sua confiança. Nesse momento, se você realmente quiser o melhor para ela, fará questão de escolher suas palavras com cuidado. O mesmo vale para a maneira como reagimos a nós mesmos durante os triunfos e os desafios. Devemos ter em mente que nossas palavras têm poder. Em vez de fazer ameaças psicológicas desnecessárias, ajude a si mesmo a se reerguer para voltar à luta.

4. **Seja sincero.** Disparar afirmações positivas é como se alimentar de ar. As palavras só impactam nossos sentimentos e comportamentos

quando podemos confiar nelas. Então certifique-se de que elas sempre sejam verdadeiras. Muita gente acha que só há duas opções viáveis: dourar a pílula numa positividade extrema ou ficar em posição fetal encarando uma realidade terrível. Mas essas não são as únicas alternativas. Você pode usar consigo mesmo uma sinceridade direta, calorosa, que queira de fato ajudá-lo a progredir. Uma sinceridade carregada de respeito e com uma dose de curiosidade para aprender em todas as ocasiões.[3]

5. **Olhe para o mundo lá fora.** Às vezes, o melhor antídoto para a autocrítica constante é parar completamente de se concentrar em si mesmo. Quanto mais pensamos em nós, mais tristes nos tornamos.[4] Somos animais sociais. Precisamos olhar uns para os outros e entender qual é a melhor maneira de contribuirmos para a coletividade. O mundo atual incentiva a auto-obsessão porque ela abre um abismo de insegurança que pode ser transformado em dinheiro, com uma série de produtos que prometem melhorar nossa autoestima. Só que, quando mudamos o foco para todas as outras pessoas e coisas importantes que acontecem ao nosso redor, no mundo real, fica claro que não há nenhuma necessidade de sermos perfeitos para termos uma vida feliz e realizada. Ninguém exige isso de nós além de nós mesmos. Ninguém se preocupa tanto com nossas imperfeições humanas quanto nós. Comece a pensar naquilo que você pode fazer pelos outros e em como pode ser útil. É mais fácil mudar o hábito da autocrítica quando não estamos nos analisando o tempo todo. Em que você pode se concentrar hoje para melhorar a vida dos seus entes queridos só um pouquinho?

Aprendizados

- Existem alguns ingredientes venenosos que, quando adicionados à autocrítica, a tornam nociva em vez de útil. Caso seu objetivo seja melhorar em vez de se atormentar, faça autocríticas da forma correta para que elas sirvam de incentivo.
- É possível ser extremamente disciplinado, motivado e produtivo sem ficar se criticando o tempo todo. Tratar-se com respeito não é coisa de gente acomodada.
- Pare de pensar apenas em si mesmo e mude o foco para todas as outras coisas importantes na sua vida. O excesso de foco interior só levará você a se sentir pior.
- A verdade não precisa ser dura e a compaixão jamais deve ser uma mentira. Seja sincero consigo mesmo sobre os rumos que você está tomando e faça isso com gentileza.
- Quando parar de avaliar seu valor como ser humano, você estará livre para aprender e evoluir. Então deixe de lado as generalizações e se concentre naquilo que deseja conquistar.

"Ninguém se preocupa tanto com nossas imperfeições humanas quanto nós."

Para você ler quando...
Dra. Julie Smith

CAPÍTULO 14

Quando você duvidar de si mesmo e quiser se sentir mais confiante

"A única pessoa que você está destinado a se tornar é a pessoa que decidir ser."
— Ralph Waldo Emerson

Minha carta para você

Talvez esta carta não seja aquilo que você procura. Mas nem sempre procuramos aquilo de que precisamos. Sei muito bem como é se sentir assim, folheando as páginas de um livro, torcendo para descobrir o segredo da autoconfiança. A maioria dos livros sobre esse assunto nos orienta a abandonar nossas dúvidas (algo que parece impossível) e a nos convencer de que já temos toda a confiança necessária (algo que parece mentira). Mas o que nenhum deles menciona – e que só descobrimos pela própria experiência – é que não dá para encontrar confiança enquanto estamos correndo atrás dela.

Confiança não é um objetivo a ser alcançado. É apenas o resultado de uma vida dedicada a outras coisas. Você escolhe dominar determinada habilidade – interagir, fazer provas, jogar futebol, falar em público – e se torna um pouquinho mais confiante sempre que se arrisca, sempre que tenta se aprimorar, sempre que tropeça e se levanta de novo. Isso só comprova que, quando escolhemos encarar algo difícil, sem garantias de sucesso, inevitavelmente sobrevivemos e aprendemos com a experiência. Mesmo que o resultado pareça uma derrota a princípio, não saímos com as mãos abanando. Quando entendemos de verdade que podemos sobreviver aos fracassos, nos tornamos incansáveis; e isso aumenta a confiança na nossa própria resiliência.

Nessa dinâmica, começamos com uma atitude e terminamos com um sentimento. Porém a parte difícil é nos expormos a uma situação de vulnerabilidade, cujos resultados não conseguimos controlar, continuando lá até aprendermos tudo o que temos a aprender.

Caso se sinta dando um passo maior que a perna, você ficará ansioso e hesitante até ter certeza de que tudo dará certo. Esse medo é inerente ao processo e, quando escolhemos encará-lo dessa maneira, conseguimos tolerar ou até abraçar o medo em vez de encará-lo como insuportável. Por outro lado, quando acreditamos que até mesmo o desconforto temporário da incerteza e da vulnerabilidade é intolerável, seguimos diretamente pelo caminho da evitação, que não é o caminho da autoconfiança. A única maneira de começarmos a confiar em nós mesmos, ainda que as circunstâncias não sejam ideais, é acumulando provas de que somos capazes.

O requisito principal é estar disposto a ser o novato que comete vários erros enquanto aprende e evolui, fazendo o melhor que pode dentro das próprias limitações. Com essa mentalidade, aceitamos parte do nervosismo como um sinal de que estamos no caminho certo. Isso não significa que precisamos ter pensamentos positivos o tempo todo. Não temos que rejeitar todas as inseguranças e acreditar em nós mesmos em tempo integral. Na verdade, quando estamos tentando nos aperfeiçoar em algo, ignorar nossas vulnerabilidades é uma ilusão que dura pouco.

> Em vez disso, aceite que as dúvidas e as hesitações surgirão do nada enquanto você estiver enfrentando desafios e concentre-se no seu comprometimento com a coragem, o esforço e a determinação.
>
> Um dia você olhará para trás e verá quantas situações que antes pareciam assustadoras agora fazem parte da sua zona de conforto. E seu comprometimento com a coragem, o esforço e a determinação será tão intenso que você logo estará em busca do próximo desafio. Aproveite a jornada.

🔧 Ferramentas para usar em tempo real

Boa parte do trabalho da terapia envolve desenvolver nossa autoconfiança. Não se trata apenas de aumentarmos superficialmente nossa positividade em determinados momentos, mas de termos uma relação mais profunda e duradoura com quem somos e com os desafios que encaramos. Para isso, precisamos estar atentos aos fatores que mais sabotam nossa confiança, para que possamos identificá-los até em suas formas mais sutis. Chegar à raiz do problema fará com que tudo pareça mais fácil no futuro.

Arranque as ervas daninhas pela raiz

A seguir estão apenas alguns dos fatores que devemos eliminar. Mas reconhecer o papel que eles desempenham em determinada ocasião não é suficiente para mudá-los. Para que haja uma transformação, é preciso pegá-los no flagra assim que aparecem. Só assim poderemos escolher fazer as coisas de um jeito ou de outro. Só que isso não acontece da noite para o dia. Geralmente só percebemos esses fatores depois que eles ocorrem, talvez quando estamos escrevendo num diário ou conversando com um amigo ou terapeuta. Ao longo do tempo, com repetição suficiente, começamos a notá-los assim que surgem. Para começar, veja se você se identifica com algum deles e passe a notar sua presença no dia a dia.

Medo do desconhecido

Reconheça que, quando estamos numa situação que não é familiar, é normal sentir pouca confiança e muito estresse. Isso não é um problema. É apenas nosso cérebro identificando corretamente que a situação é desafiadora e imprevisível. O estresse aumenta nossa atenção e nos ajuda a nos concentrar no desafio diante de nós.

Isso não é, de forma alguma, um sinal de que o obstáculo é intransponível. A autoconfiança verdadeira não é uma arrogância exagerada, mas o reconhecimento realista das nossas competências e da nossa coragem. Então, quando somos inexperientes ou estamos despreparados, a insegurança é um reflexo justo da realidade e nos indica para onde devemos direcionar nossos esforços.

Se, portanto, um desafio surgir e você quiser enfrentá-lo com mais confiança, coloque a mão na massa. Faça planos para aprimorar suas habilidades e chegue ao grande dia com mais ferramentas ao seu dispor do que as que você tem hoje. O segredo é ir aumentando a dificuldade aos poucos e a pressão com o tempo.

Expectativas irreais

Fica mais fácil entender a insegurança quando a encaramos com curiosidade. Por exemplo, acabei de mencionar que é normal, saudável e útil ter menos confiança quando seguimos por caminhos desconhecidos. Só que essa insegurança aumentará muito se nossas expectativas forem incompatíveis com a situação.

Quando nos comparamos com uma pessoa que já está mais adiantada na própria jornada e esperamos ter um desempenho parecido com o dela, a insegurança é um reflexo justo da realidade. Por outro lado, se nossa expectativa for nos esforçarmos um pouquinho mais para ter um desempenho levemente melhor que o de ontem, então a autoconfiança se tornará não só possível como provável.

É nesse ponto que os perfeccionistas costumam pecar. As expectativas são tão irreais e inflexivelmente altas que não resta espaço para a confiança. Expectativas devem ser realistas quanto ao nosso nível de preparo, proporcionais às nossas habilidades e alcançáveis mesmo quando forem ambiciosas. Para desenvolvermos autoconfiança, precisamos estar preparados e ter expectativas que reflitam a realidade – e o contexto é um aspecto crucial que não deve ser ignorado.

Também há uma enorme diferença entre não ser bom o bastante e não estar pronto ainda. A falta de preparo e de treino jamais deve levar à conclusão de que nunca conseguiremos fazer algo. Só podemos chegar a essa conclusão depois de fazermos todo o possível para alcançar um objetivo. Então tome cuidado com suas palavras. Evite dizer "nunca". Na verdade, preste atenção em tudo o que você fala. A linguagem, quando bem usada, é capaz de revelar novas perspectivas e motivar ações. Reflita um pouco sobre as palavras que você tem usado e reconheça como elas moldam sua maneira de reagir aos desafios. Caso você esteja tentando agir com mais autoconfiança, algo que frequentemente significa seguir em frente mesmo sem garantias de sucesso, o foco da sua atenção precisa ser não apenas positivo como produtivo. Precisa ser algo que o ajude a caminhar na direção desejada.

Confundir fracasso com julgamento final

O fracasso é algo com que deparamos, não algo que nos tornamos. É uma experiência, não uma característica pessoal. Se não cairmos na tentação de encará-lo como um julgamento final, ele pode se tornar um professor para nós. Sempre que sofremos um revés, recebemos uma oportunidade, uma chance de aprendermos e levarmos esse conhecimento para o próximo capítulo da nossa vida. Mas se um problema só servir para nos classificar como um fracasso, não ganharemos nada com ele. Abriremos mão da sabedoria que o momento poderia nos oferecer.

Ser autocrítico é tão fácil quanto respirar, e as palavras escapam da nossa boca segundos após percebermos algum erro: "Como sou idiota", "Não faço nada direito". Entretanto, mesmo nesses momentos, é possível diminuir o estrago que as palavras podem causar. Então note quando elas aparecerem, mesmo na intimidade da sua mente, e se obrigue a oferecer um contra-argumento, formulando uma frase que seja um reflexo mais preciso da realidade e uma declaração mais produtiva e útil para você (falamos sobre isso no capítulo anterior). Transforme o ódio contra si mesmo numa compaixão intensa, afinal você quer se recuperar e voltar à luta. Isso exige responsabilização, sinceridade, vontade de melhorar e um plano para seguir em frente. Nessa receita, não há espaço para autodepreciação nem vergonha se você quiser progredir.

A receita para a autoconfiança

Há uma receita simples para desenvolvermos confiança, mas ela deve ser aplicada individualmente às diferentes áreas que desejamos melhorar.[1] Caso você queira se aprimorar nos estudos, em algum esporte, na habilidade de falar em público ou em outra atividade específica, siga este passo a passo para otimizar seu aprendizado e seu progresso.

1. **Faça repetições.** Treine e pratique as habilidades necessárias para dominar o assunto em questão. Toda repetição abre caminhos neurais que permitem ao cérebro automatizar boa parte do processo ao longo do tempo. Essa é a parte em que o esforço é alto e o progresso parece ser lento.
2. **Teste sua resistência.** Apesar de as repetições serem o principal fator para o progresso, não podemos esperar sair da academia diretamente para uma maratona ou fechar a apostila prontos para tirar 10 na prova. Não importa se estamos falando de músculos físicos ou mentais, eles precisam ser testados com a maior regularidade possível. Aos poucos, vá acrescentando dificuldade e pressão a esses testes da maneira que for possível, para simular os desafios que você poderá encontrar na quadra, na pista de corrida ou na sala de prova. Aos poucos, aumente a quantidade de pessoas assistindo ao seu desempenho. Compreenda seu objetivo para fazer escolhas mais conscientes. Quanto mais você desafiar suas habilidades, mais rápido vai progredir e mais seguro vai se sentir quando o grande dia chegar.

3. **Analise cada tentativa.** É possível testar suas habilidades continuamente e continuar repetindo os mesmos erros, sem aprender muita coisa. Para aproveitar ao máximo cada desafio, seja ele grande ou pequeno, encare-o como uma experiência de aprendizado. Quais aspectos do seu desempenho você deseja replicar no futuro, e quais habilidades precisam de mais treino? Analise tudo nos mínimos detalhes, entendendo quão valiosas são essas informações. Esse processo de reflexão vai mapear o caminho para futuros avanços.
4. **Transforme o aprendizado em ação.** Não adianta dizer que você precisa treinar certa habilidade de forma diferente; o cérebro só aprenderá se tiver a oportunidade de testar essa teoria e praticá-la repetidamente. Se você se saiu mal num simulado, identifique as questões que errou e use essa informação a seu favor. Retome os estudos e faça novas repetições, treinando esses pontos fracos até eles se tornarem pontos fortes. Então volte ao primeiro passo e repita o processo.

Experimente

Para este experimento rápido, pode ser útil anotar suas respostas para consultá-las depois. Pare por um instante e imagine que, por um milagre, você acordará amanhã se sentindo tão confiante quanto deseja. Como você saberia que isso aconteceu? Tente se concentrar menos em como poderá se *sentir* e mais no que *faria* de modo diferente. Como você se portaria? Como mudaria a maneira de interagir com os outros? Como lidaria com futuros desafios? Reflita sobre essas diferenças. Visualize a cena em detalhes na sua cabeça e use-a para criar uma lista de ações.

A maioria das pessoas, ao sonhar dessa maneira, imagina que é preciso se sentir autoconfiante antes de ter coragem para fazer certas coisas. Porém, assim como acontece com a motivação, a confiança não é um sentimento que surge de antemão. Portanto, todos os itens na lista que você escreveu são ações que, na verdade, ajudarão a criar esse sentimento. Alguns parecerão mais factíveis que outros, então que tal começar por eles?

A confiança é um ônibus que nunca chega enquanto estamos sentados, esperando por ele. É mais comum que apareça quando decidimos ir andando e estamos quase chegando ao nosso destino. Então comece a se esforçar para progredir. Aposto que a confiança dará as caras quando você já tiver iniciado a caminhada.

Aprendizados

- Não corra atrás da autoconfiança; você nunca vai alcançá-la. Ela aparece quando decidimos começar do zero e ir crescendo aos poucos, aprendendo pelo caminho. É resultado de fracassos e vitórias, contanto que continuemos aprendendo.
- A insegurança em situações novas e imprevisíveis é normal, não um motivo para desistir. Em vez de tentar se livrar da insegurança, concentre-se em aprender e fazer o melhor de si. Se o melhor de si não for suficiente, encontre outras maneiras de progredir.
- Para desenvolver confiança, você precisa se expor ao risco de fracassar. Para isso, reconheça o fracasso como uma parte necessária do processo de aprendizagem. Ele não mostra nada sobre seu valor como ser humano, apenas quais aspectos precisam ser aprimorados.
- Tome cuidado com suas palavras. Há uma enorme diferença entre não ser bom o bastante e não estar pronto ainda. Enquanto houver comprometimento e esforço haverá potencial para melhorar.

"Há uma enorme diferença entre não ser bom o bastante e não estar pronto ainda. O fracasso é uma experiência, não uma característica pessoal."

Para você ler quando...
Dra. Julie Smith

CAPÍTULO 15

Quando você se sentir atordoado

"A melhor maneira de passar por algo é seguindo em frente."
— Robert Frost, "A Servant to Servants"[1]

Minha carta para você

Se o mundo parece estar se fechando ao seu redor e você sente uma dificuldade cada vez maior de pensar racionalmente sobre tudo, que bom que conseguiu chegar até aqui. Neste espaço, pelos próximos minutos, a única coisa que você precisará fazer é acompanhar minhas palavras. O foco de sua atenção, que anda tentando se concentrar em tudo ao mesmo tempo, vai poder se limitar apenas a este livro por um instante. Somos só eu e você agora. E, conforme as palavras forem se desdobrando, vamos diminuindo o passo. Retome o ritmo natural da sua respiração e tente encher um pouco mais os pulmões, exalando lentamente. Ao fazer isso, note que cada exalação permite que você solte mais seu peso e se libere da tensão que o dominava minutos atrás. Agora relaxe a mandíbula e apoie a língua no céu da boca. Solte os ombros. Assim mesmo.

Vamos deixar claro que este não é o momento de resolver nada. Agora você não precisa ser ninguém além de quem é, de como se encontra neste instante. Podemos deixar tudo no passado e no futuro, onde essas coisas devem ficar, e voltarmos ao presente. Você só precisa encontrar seu equilíbrio. Não há pressão alguma; estamos apenas fazendo uma pausa e convidando nosso corpo a diminuir o ritmo. A tensão que existia era desagradável, mas não nociva, e você não está à mercê dela. Você vai relaxando à medida que transformamos a tensão numa calma restauradora. Estamos desacelerando.

Não se trata de desistir nem de abrir mão de nada. Trata-se de fazer uma pausa para sair da correria e se reequilibrar, se recalibrar. Feche os olhos e relaxe as sobrancelhas, soltando novamente a mandíbula caso precise. Enquanto você descansa a cada respiração, tenho algo a lhe dizer.

Algumas das mudanças mais profundas que já testemunhei nas pessoas ao longo dos anos não aconteceram quando a vida subitamente ficou mais fácil, mas quando elas começaram a descobrir que tinham uma maior capacidade de enfrentar dificuldades do que imaginavam.

O motivo para ninguém nunca ter lhe ensinado até que ponto você pode aguentar é que ninguém sabe quais são seus limites. Nem você. Então, quando sentir que não é capaz de lidar com tudo o que precisa enfrentar, saiba que isso não é verdade. É apenas a narrativa que você está contando a si mesmo.

E este momento de calmaria não visa protegê-lo do mundo exterior, porque, bem, você não precisa de proteção. Quando escolher encarar esse desafio, você encontrará forças que não conseguia enxergar antes e descobrirá o que é possível.

Sempre que se sentir atordoado, num mundo girando rápido demais, volte e me encontre aqui. Podemos acalmar a mente e descansar o máximo possível, até que você se sinta pronto para voltar à luta e tocar em frente tudo o que é importante na sua vida.

A beleza desses momentos é que eles são pequenos, não precisam envolver grandes decisões. O trem não precisa parar por completo. Ninguém vai perceber que você tirou alguns minutos para si mesmo e, ainda assim, você recuperará a sensação de controle, voltando pronto para dar um passo de cada vez. Sempre que se sentir atordoado por dúvidas no caminho, levante-se com um novo foco, não num horizonte distante, mas nos próximos passos à sua frente, descobrindo que, quando você achava que não daria conta, era esse pensamento que o segurava.

Quando o resultado e boa parte da situação parecerem fora de controle, baseie seu novo horizonte naquilo que você sabe que é positivo. Faça o que puder ser feito. Então comece a colocar um pé na frente do outro, honrando o fato de você não estar evitando o problema, de não estar fugindo dele. A sensação de seguir em frente é muito diferente da sensação de bater em retirada. É algo que revela a força que você nem sabia que tinha para dar um passo adiante, e então outro.

🔧 Ferramentas para usar em tempo real

Quando se trata de usar as ferramentas certas para acalmar a mente, é especialmente útil saber que podemos estar sob estresse intenso e ainda conseguir manter a sensação de controle. Essa é uma percepção essencial para entendermos que somos capazes de determinar nossas ações e influenciar nosso ambiente. A coisa mais importante a fazer é usar essa percepção a nosso favor. Quando estamos atordoados, podemos sentir que perdemos o controle e que não temos escolha. Para mudarmos isso, precisamos recuperar a sensação de segurança, restabelecendo a clareza de raciocínio. É o que a próxima ferramenta nos ajuda a fazer.

Aterramento corporal

Caso se sinta preso num estado de tensão, use este breve exercício para tirar uma folga da avalanche de estímulos. Reconecte-se com seu corpo e volte ao momento presente.

Para começar, firme os pés no chão.

Observe o que mais seu corpo toca. Podem ser suas roupas, a parede ou a cadeira em que você está sentado. Apenas passe um momento analisando esse contato como se fosse a primeira vez.

Observe e descreva na sua mente as sensações que está tendo: a temperatura do chão, a textura da roupa, o peso de um objeto em suas mãos...

Agora olhe ao redor e encontre algo em que você não tenha prestado muita atenção ultimamente, talvez por não ser muito interessante, apenas um objeto pelo qual você costume passar direto. Dedique algum tempo a se familiarizar com ele, novamente observando e descrevendo o que vê na sua mente. Talvez você note como a luz se reflete nesse objeto, quais são suas cores, sombras, texturas e linhas. Que palavras você usaria para descrevê-lo?

Agora expanda sua atenção para os sons ao redor. Alguns podem vir de perto, outros talvez pareçam distantes. Você não precisa se preocupar com eles nem tentar silenciá-los; apenas os perceba e os descreva em sua mente.

Continue fazendo isso, buscando coisas que você possa tocar, ver e ouvir. É assim que usamos os sentidos para voltar ao presente quando a mente se perde em pensamentos que geram estresse e atordoamento.

Tente também combinar esta ferramenta com a autotranquilização, uma ótima técnica para tolerar níveis elevados de angústia em momentos difíceis. Para isso você também usará seus sentidos. Porém, desta vez, concentre-se nas coisas que você associa a segurança e conforto. Aqui na Inglaterra, por exemplo, consideramos aconchegante o ritual de preparar chá e tomá-lo com alguém. Então tornar esse processo mais lento, observando cada passo e prestando atenção no que vemos, ouvimos e cheiramos enquanto preparamos e servimos nossa xícara, pode ajudar a nos acalmar durante momentos de aflição. Muitas coisas têm o potencial de nos tranquilizar, como o perfume de um ente querido, uma refeição tradicional em família, fotografias de momentos felizes e músicas relaxantes. Você escolhe. O segredo é usar todos os sentidos para voltar ao momento presente e acalmar a angústia em vez de fugir dela.

Desconstrua falsas narrativas que impedem seu progresso

É normal nos sentirmos atordoados diante de eventos que ameaçam virar nossa vida de cabeça para baixo, seja uma morte na família, um divórcio ou casos de bullying ou violência. Nessas situações podemos chegar ao limite de repente. Mas o esgotamento também pode ir aumentando progressivamente ao longo do tempo com o estresse crônico. Hoje em dia, as responsabilidades e exigências da carreira costumam ir aumentando ao mesmo tempo que começamos a construir uma família. As expectativas sobre o que deveríamos alcançar vão ficando mais altas, e ignoramos os sinais do estresse crônico até chegarmos ao ponto em que não aguentamos mais.

Para algumas pessoas, o esgotamento não é tanto um reflexo de uma situação específica, mas da opinião que elas têm sobre si mesmas e de sua capacidade aparentemente limitada de lidar com o estresse e emoções difíceis. Boa parte da minha carreira foi dedicada a trabalhar com pessoas que subestimavam muito as próprias força e resiliência. A frase "Não vou aguentar" é usada automaticamente com muita frequência. Assim a pessoa vai se encolhendo e se entristecendo enquanto toma decisões baseadas em crenças limitantes.

Há quem diga que só é possível acalmar a mente acalmando o corpo, mas isso não leva em consideração o fato de pensamentos negativos também poderem gerar estresse e uma sensação de descontrole. Assim, analise se a narrativa que alimenta sua angústia tem sido uma ferramenta útil para você. Não precisa desconstruir essa narrativa por enquanto, se achar que a tarefa é difícil demais. Mas observe-a e se distancie. Perceba que ela não passa de uma história na qual você pode acreditar ou não. Você gostaria que uma pessoa amada, passando por momentos de dificuldade, acreditasse nas mesmas coisas que você? Se essa pessoa estivesse na mesma situação que você, como desejaria que fosse a narrativa dela? O que gostaria que ela tivesse forças para enxergar?

Já afirmei em capítulos anteriores que jamais vou tentar convencê-lo de algo em que você não acredita. Mas toda realidade tem uma perspectiva de 360 graus. Então encare a verdade sob o ângulo que seja melhor para você. É assim que a desconstrução funciona, e você pode até usá-la para rebater afirmações como "Não vou aguentar". Você pode trocar essa frase por: "O que posso fazer para agir da melhor maneira possível nesta situação com o tempo que tenho?" Pare de tentar evitar situações indesejadas e passe a almejar cenários melhores.

Não se veja como uma vítima indefesa

Sentir-se atordoado não é sinal de inadequação nem de algum transtorno mental. É um indício de que seu estilo de vida atual não está dando certo ou apenas de que algo ameaçou seu equilíbrio. Isso vai se manifestar de maneira diferente para cada pessoa. Então é seu dever parar de julgar e condenar a si mesmo. Em vez disso, use essa informação para despertar sua curiosidade. Investigue o que está causando esse esgotamento e o que seu corpo e sua mente estão pedindo. Escute, e eles mostrarão de que precisam.

Tire algum tempo para não fazer nada

A maioria das pessoas conhece bem a sensação de que a vida parece estar passando mais rápido do que a mente humana é capaz de conceber. Em seu trabalho sobre redução de estresse, o professor americano Jon Kabat-Zinn apresenta uma ideia simples, mas que hoje parece quase radical.[2] Ele sugere ter um "momento de fazer nada". Um horário sem nada marcado na agenda para aproveitar o momento presente. Uma saída absoluta do caos que assola nosso corpo e nossa mente.

Você pode passar esse tempo sozinho, mas, como seres sociais, costumamos nos sentir mais calmos quando fazemos parte de uma comunidade. Então também é válido usar a conexão com outras pessoas a nosso favor. O importante é prestar atenção no momento presente, e é possível fazer isso acompanhado.

Faça com que seu sistema nervoso saia de um estado ativo e agitado para um estado de calma, relaxamento e tranquilidade. Não importa se você escolher conversar com um amigo, escutar música, caminhar ao ar livre, passar algum tempo com animais de estimação, sentir as batidas do coração de outra pessoa ou meditar: encontre o que for melhor para você.

Para quem preferir uma meditação guiada, postei alguns vídeos no meu canal do YouTube, em inglês, que podem ser acessados a qualquer momento.

Controle sua energia

Às vezes, nos sentimos atordoados quando estamos em estado de alerta e estresse e temos a necessidade de desacelerar. Em outros momentos, a mudança precisa seguir na direção contrária: podemos estar com baixa energia quando o que mais queremos é voltar a cumprir nossos compromissos. Para isso, precisamos nos sentir ativos, com uma maior capacidade de concentração. Aprender a modular a energia do corpo é uma ferramenta valiosa para toda a vida.

Para se sentir mais alerta, você pode usar a respiração, trocando as expirações demoradas por inspirações mais profundas e vigorosas. Isso ajudará a acelerar rapidamente sua frequência cardíaca. Você pode acrescentar também movimentos físicos e músicas bem específicas. Conforme for testando as várias ferramentas, você se tornará mais ciente do impacto que cada técnica causa em seu estado físico e emocional. Esse é o segredo para conseguir usar bem todas as ferramentas, seja para retomar a calma ou para recuperar a energia perdida.

Aprendizados

- Sentimentos são desconfortáveis, mas não perigosos. Se você tiver medo de sentimentos, não escutará o que eles têm a dizer.
- Sentir-se atordoado não é coisa de gente inadequada ou transtornada. Não se enxergue como uma vítima. Em vez disso, entenda que seu corpo usa as sensações para lhe mostrar aquilo de que você precisa. Quando estiver disposto a ouvi-lo, as respostas serão simples.

- Não se recrimine por se sentir esgotado. Essa sensação não define quem você é. Ela é apenas uma experiência, um conjunto de sentimentos que mostram quais são suas necessidades. Escute seu corpo e ele lhe dirá de que precisa. Em geral, ele precisa se reenergizar de alguma forma.
- Ao se sentir atordoado, não deixe que o turbilhão de pensamentos influencie seu estado emocional. Que narrativa está aprisionando você? Que roteiro alternativo você precisaria escrever para se recalibrar e seguir em frente?
- Nem sempre precisamos encontrar calma. Em certos momentos, precisamos nos sentir energizados e alertas, prontos para tomar uma atitude. Exercícios de respiração, movimentos físicos e a música são apenas algumas ferramentas para fazer isso. Faça um teste e descubra o que mais o ajuda a entrar no estado de espírito desejado.

"Você tem mais capacidade de enfrentar dificuldades do que imaginava. A sensação de seguir em frente é muito diferente da sensação de bater em retirada."

Para você ler quando...
Dra. Julie Smith

CAPÍTULO 16

Quando você odiar a pessoa que se tornou

"Nossa identidade não vem de fábrica, mas permanece em constante formação, dependendo das nossas escolhas."
— John Dewey

Minha carta para você

Pense em alguém que você ame incondicionalmente. Alguém que signifique tudo para você. Alguém para quem você só queira o melhor. Relembre alguma ocasião em que você tenha visto essa pessoa despreocupada e feliz. Que sensações essa lembrança lhe desperta?

Agora imagine que essa pessoa está sofrendo, repetindo o tempo todo "Eu me odeio". Observe como você se sente ao imaginar isso.

Com certeza você quer muito convencer essa pessoa do valor que ela não consegue enxergar em si mesma, porque, olhando de fora, você pode ver com clareza absoluta quanto ela merece ser amada, valorizada e incentivada. Quem dera ela também conseguisse perceber isso.

Mesmo que ela não atenda às expectativas criadas pelo mundo ou por si mesma, o amor que você sente por ela não vai mudar. De fora você enxerga que ela está completamente errada ao se depreciar. Você sabe que ela merece amor e acolhimento.

Continue imaginando esse cenário, só que agora se coloque no lugar da pessoa amada enquanto eu ocupo o seu. De fora, vejo que o ódio que você sente por si mesmo não serve para nada além de destruí-lo. E vejo que você permanece apegado a esse ódio como a única verdade possível, quando sei que você é muito mais do que aquilo que consegue enxergar.

Apesar de eu querer muito mudar sua opinião, nenhuma palavra nesta ou em qualquer outra página será capaz de apagar as experiências que lhe ensinaram a se odiar. Não podemos fechar esse caminho na sua mente, mas podemos criar um novo. Um caminho de autocompaixão e cura.

Não estou dizendo que você comece a entoar "Eu me amo" diante do espelho. Se você não gosta da pessoa que é hoje, precisa se concentrar na pessoa que deseja ser amanhã. Porque a boa notícia é que você não é imutável, e os capítulos anteriores da sua história não precisam determinar o restante dela. Você tem muito potencial. E é sua a responsabilidade de assumir o comando de quem você está se tornando, de encarar a si mesmo como um trabalho em progresso, mesmo quando não se sentir assim.

Você já sabe quais são as consequências de se odiar e não deseja isso a ninguém.

Você não viverá de acordo com a pessoa que mais deseja ser, com a pessoa que você é capaz de amar, a menos que comece a se tratar com respeito, compaixão e humildade.

Abandonar velhas narrativas significa se comprometer a cuidar de si mesmo, planejando para si uma vida melhor e contribuindo o máximo possível com o mundo.[1] Significa aceitar radicalmente as partes que você mais detesta em si mesmo e também tratá-las com a bondade que você ofereceria a uma pessoa amada. Significa assumir o controle de como você se trata, como se relaciona com os outros e como interage com a vida, mesmo quando for difícil abandonar velhos hábitos, pois agora você sabe que a autodepreciação não leva a lugar algum.

🔧 Ferramentas para usar em tempo real

A forma como você se enxerga dificilmente vai mudar da noite para o dia. Como acontece com a maioria das coisas, essa transformação se dá aos poucos, após várias tentativas. Além disso, sua autoimagem não veio de fábrica. Ela foi moldada por muitas pessoas, experiências e ações diferentes, geralmente sem que você sequer percebesse. Então nenhuma das ferramentas a seguir vai oferecer uma solução milagrosa. Mas todas elas ajudarão você a se relacionar melhor consigo mesmo daqui em diante, notando o impacto que cada escolha causa na sua vida.

Não confunda autodepreciação com perfeccionismo

O ódio que sentimos por nós mesmos pode se manifestar de diferentes maneiras, como quando buscamos relacionamentos errados, sabotamos os que poderiam ser saudáveis e desperdiçamos oportunidades. Mas a autodestruição nem sempre é tão óbvia.

No esforço de nos livrar de sensações e crenças tão psicologicamente ameaçadoras, desenvolvemos certas regras que prometem nos manter seguros. Por exemplo: "Se todo mundo gostar de mim, vou ficar bem." Então nos esforçamos para garantir que todo mundo pense que somos prestativos, gentis e dignos de atenção. É uma tarefa impossível de cumprir o tempo todo, que absorverá ainda mais energia do que a que dedicarmos a ela. É triste sentir esse tipo de exaustão, porém mais triste ainda é perceber que, por mais que sejamos validados pelos outros, nunca ficaremos completamente satisfeitos. Nunca nos sentiremos completamente aceitos.

Afinal, no fundo ainda acreditamos que as pessoas têm segundas intenções. Sentimos que não receberemos amor e acolhimento a menos que nos esforcemos constantemente.

Então fique atento ao perfeccionismo que mascara temporariamente a autorrejeição. É bom ser útil e prestativo para as outras pessoas, desde que nos tratemos com carinho. Só assim lidaremos bem com os nossos erros e os altos e baixos de qualquer relacionamento.[2]

Sem autocompaixão, sem nos comprometermos a nos tratar da maneira como todo ser humano precisa e merece ser tratado, passaremos a vida toda correndo numa esteira sem sair do lugar. Afinal, nunca nos sentiremos bons o suficiente. Continuaremos nos julgando de um jeito que relega a felicidade e a realização pessoal a um eterno futuro.

Então se pegue pela mão, se conscientize e viva por completo, sabendo que você tem um lar dentro de si mesmo, sempre.

É importante não confundir modéstia com autodifamação. Quando nos enxergamos como alguém desimportante e imprestável, alimentamos essa crença e todas as suas consequências destrutivas. Agir assim nos prejudica ou até mesmo destrói tudo o que importa para nós, em todas as esferas da vida.

A autocrítica não reflete nosso valor como pessoa. Não nos diz nada sobre quão dignos somos de amor, felicidade e satisfação. Mas é um sinal claro de que mudanças precisam acontecer para conseguirmos aproveitar a vida ao máximo. Devemos nos aproximar cada vez mais da pessoa que queremos ser. Mas o autoaperfeiçoamento incansável não preencherá por si só o vazio da autodepreciação; ele pode apenas mascará-lo para nós e para os outros. O segredo é conseguirmos nos valorizar e nos cuidar como se fôssemos uma criança que precisa de acolhimento e incentivo, planejando cuidadosamente nosso futuro como o de alguém que amamos muito. Isso nos impedirá de ficar esperando que a felicidade chegue quando finalmente formos o ser humano perfeito que ninguém consegue ser. Procure evoluir sempre, mas aceite que a imperfeição faz parte da vida, e você terá boas companhias durante toda a jornada.

Então se comprometa, agora, a se tratar de um jeito que lhe faça bem. A esta altura, não importa se você acredita que merece grandes conquistas. O que importa é saber que se tratar bem é o primeiro passo para fazer as transformações desejadas na sua vida.

Não ceda ao raciocínio emocional

Muita gente acha que pensamentos e sentimentos ocorrem de forma separada, que sentimentos são nosso lado irracional e caótico enquanto os pensamentos representam a contraparte racional. Isso não é tão verdadeiro quanto gostaríamos que fosse. Boa parte do que pensamos é reflexo do que sentimos, e esses pensamentos, por sua vez, afetam nossos sentimentos.[3]

Uma emoção representa o que nosso cérebro está deduzindo a respeito de determinado momento. Mas o cérebro raramente tem acesso a todos os fatos, então ele preenche os espaços com lembranças similares do passado e outras informações transmitidas por nosso corpo. Quando compreendemos isso, fica mais fácil perceber que todos nós tendemos a ter um raciocínio emocional. Isso acontece quando sentimos algo e, em vez de encararmos o sentimento como apenas uma possibilidade, concluímos que ele é um fato. *Eu sinto, portanto é verdade.*

Depois que entendemos o raciocínio emocional, deparamos com ele por todo canto. Só que é mais fácil observá-lo nos outros do que em nós mesmos. Há mil motivos pelos quais podemos nos sentir estúpidos em algum momento, mas concluir que somos burros e inúteis, apesar de todas as provas ao contrário, seria um raciocínio emocional. A maioria das pessoas já se sentiu imprestável em algum momento, mas jamais diríamos a alguém que se sentir assim é sinônimo de *ser* assim. De toda forma, muita gente acredita que é, de fato, imprestável. O verdadeiro problema acontece quando começamos a agir de acordo com essa conclusão. Se nos enxergarmos como imprestáveis, vamos nos comportar assim em tudo o que fizermos. Até a menor emoção negativa parecerá mais importante do que é e servirá para nos convencer de que não temos mesmo valor.

Nada disso nos leva a uma vida melhor. Então esteja atento ao raciocínio emocional para conseguir interrompê-lo sempre que ele aparecer.

Escolha a narrativa

Se você tiver coragem de enfrentar tudo o que dificulta sua vida hoje, saiba que a linguagem é uma ferramenta importante para isso. Volte a pensar naquela pessoa que você ama incondicionalmente. Se você não diria algo a ela, não diga o mesmo a você. E se um pensamento negativo surgir por força do hábito, note a presença dele.

Você sabe muito bem até onde uma narrativa de autodepreciação pode nos levar, e o resultado nunca é bom. Não queremos isso para nós nem para as pessoas que amamos. Você já se beneficiou da repulsa que alguém sente por si mesmo? Não, mas é possível que já tenha sido prejudicado por isso.

A autodepreciação pode ser uma narrativa que nos transforma em vilões, presume que as pessoas nos detestam e sugere que merecemos passar por situações difíceis na vida. Também é como se nos convencêssemos de que é melhor nem tentar contribuir para o mundo, por melhores que sejam nossas intenções, porque entraríamos em parafuso se fracassássemos. Se perceber que tem se tratado assim, pare por um instante e anote esses pensamentos. Isso levará você a enxergar que eles não são fatos inquestionáveis, mas um eco tendencioso do passado, completamente inútil para o seu futuro.

Não reprima a raiva, use-a

Às vezes você sente raiva de si mesmo? Eu diria que isso é um bom sinal. A raiva geralmente precisa de uma pitada de autoestima para dar as caras. É a raiva que você sentiria pelas pessoas que intimidam seus entes queridos. A raiva não é tão ruim quanto parece. Contanto que não se volte contra nós mesmos ou contra qualquer outra pessoa que não esteja nos prejudicando de propósito, ela pode se tornar uma força motriz. A raiva nos leva a tomar uma atitude. É o fogo que nos impulsiona a tornar as coisas melhores. Então não a reprima. Use-a como combustível, sabendo que ela não vai durar para sempre. Permita que ela siga seu curso natural.

Mapeie o passado para entender como você chegou aqui

Apesar de ser muito difícil combater crenças profundas e dolorosas, é possível se distanciar um pouco dos sentimentos e encará-los como são de verdade: basta compreender os aspectos da sua história que favoreceram esses padrões.[4] Isso nos ajuda a manter em mente que velhas feridas nem sempre refletem a realidade atual. É claro que desenvolvemos mecanismos para nos proteger quando precisamos, só que, desatualizados, eles podem ser uma força destrutiva em nossa vida.

Até as pessoas mais inteligentes e perspicazes às vezes carregam crenças extremamente nocivas e irracionais sobre si mesmas. Costumamos basear decisões em emoções e racionalizá-las depois. Então o primeiro passo é compreendermos a conclusão equivocada que determinou nossas crenças no passado. Esse processo pode ter decorrido de um trauma, mas nem sempre é assim. Às vezes é resultado de uma erosão sutil e lenta de nós mesmos, impossível de enxergar até termos maturidade suficiente para olhar para o passado e entender que há outras perspectivas possíveis.

A próxima etapa é contar sua história, colocar em palavras as imagens em sua mente, seja escrevendo ou falando num espaço seguro. Agora que você é uma pessoa independente, olhe com distanciamento para suas primeiras experiências do passado, revisitando-as de maneira construtiva, de modo a enxergar com outros olhos os desafios que você enfrenta ainda hoje. Perceba que sua mente adotou algumas crenças para mantê-lo seguro e que ela continua nesse ciclo com a mesma intenção. O importante agora é compreender que esse ciclo não é mais necessário.

O simples ato de tirar a história da nossa mente e analisá-la de fora já tem um efeito transformador. É bem mais fácil enxergar aonde os caminhos levam quando estamos sobrevoando a floresta, não andando por ela. Seu novo mapa lhe mostrará onde você estava, os caminhos errados que você trilhou e para onde deve seguir agora.

Domine sua mente

Considerando que não podemos escolher os pensamentos que surgem em nossa mente, como dominá-los? Interrompa o ciclo inútil de se atacar sem motivo. Em vez disso, desenvolva o hábito de observar o que você está pensando. A prática diária de mindfulness pode ajudá-lo a treinar os músculos mentais necessários para isso. Quando notar que está dizendo a si mesmo algo que jamais falaria a um amigo, não deixe que esse pensamento dure muito. Não estou pedindo que você tente apagá-lo da sua mente, mas que encontre um argumento que seja útil para a construção de um futuro melhor. Você não tem mais tempo a perder com a autotortura, então responda em voz alta ou mentalmente: "Não. Esse tipo de comentário não me ajuda, só me desanima. Não vou mais me tratar dessa maneira." Tente pôr seus pensamentos negativos à prova, mas apenas se for fácil e rápido fazer isso. Não dispute um cabo de guerra com pensamentos autocríticos. O ideal é cortá-los rapidamente pela raiz, reconhecendo o que eles de fato são: um eco do passado que só serve para impedir nosso progresso.[5]

Depois disso, volte-se para a nova voz que você identificou como necessária, a que lhe ajuda a se levantar e seguir em frente. Essa voz pode vir de um mestre incentivador, de uma mãe amorosa ou do seu próprio eu cheio de compaixão. Talvez essa voz seja desenvolvida com o tempo, mas ela precisa ser obstinada, inabalável no apoio que oferece, completamente comprometida com o melhor futuro possível para você. Mas prepare-se para as sensações que ela vai despertar, como desconforto, vergonha e constrangimento. Talvez você tenha passado a vida inteira ouvindo que se tratar com gentileza é ridículo, e esses velhos julgamentos ecoarão do passado, escandalosos, querendo sabotar seus esforços. Só que o fato de você se sentir incomodado agora não significa que essa voz não seja o melhor para você a longo prazo. Reconheça esses ecos como o último grito das velhas narrativas e permaneça firme em seu propósito até que eles silenciem por completo.

Aprendizados

- Você não aprendeu a se odiar da noite para o dia, e desaprender também será um processo demorado. Mas esse trabalho deve ser feito se você quiser se libertar da autodepreciação e da tristeza que ela causa.
- Se você só se valorizar quando alcançar essa ou aquela conquista, tudo o que seu perfeccionismo vai conseguir é mascarar o ódio que você sente por si mesmo. É bom sonhar alto e querer fazer alguma diferença no mundo, mas você deve se valorizar tanto nas vitórias quanto nas derrotas.
- O raciocínio emocional (*Eu sinto, portanto é verdade*) é um inimigo comum a muitos de nós. Esteja atento quando ele aparecer e conteste suas conclusões.
- Não há nada de errado em sentir raiva por sua vida não ser como você gostaria. Mas certifique-se de tirar proveito dessa raiva. Canalize-a para um objetivo cuidadosamente escolhido, usando-a para impulsionar ações positivas. A raiva direcionada apenas a si mesmo só serve para colocá-lo para baixo.

"Assuma o comando de quem você está se tornando. Se você não gosta da pessoa que é hoje, precisa se concentrar na pessoa que deseja ser amanhã."

Para você ler quando...
Dra. Julie Smith

CAPÍTULO 17

Quando você tiver medo de tomar a decisão errada

"Não é difícil tomar decisões quando você sabe quais são seus valores."
— Roy E. Disney

Minha carta para você

Nem sempre vemos uma bifurcação na estrada como uma oportunidade. O medo de tomar a decisão errada às vezes nos mantém paralisados, então começamos a buscar todos os motivos por trás desse medo. E quem procura acha. Quando entendemos o que nos causa medo, sentimos certo alívio em adiar a decisão, pelo menos momentaneamente. Mas toda ação tem um preço, pois envolve alguma renúncia. Manter o foco apenas nisso é um erro, pois assim deixamos de reconhecer o profundo vazio e o desespero que decorrem da nossa completa incapacidade de tomar uma atitude.

Algumas escolhas são difíceis. Não existe decisão perfeita, apenas muitas decisões imperfeitas. E todo caminho implica desistir daquilo que poderia ter sido. Enquanto alguns arrependimentos nos pegam de surpresa, outros são bem previsíveis. Então, ao tomar decisões sobre sua vida e seus objetivos, reconheça os arrependimentos inerentes a cada escolha. Tudo o que podemos fazer é escolher os arrependimentos que conseguiremos suportar, aqueles com os quais saberemos conviver no futuro, não os que nos relegam a uma lamentação eterna por não estarmos vivendo uma vida mais significativa.[1]

É claro que a vida não se resume a avaliar dois futuros possíveis e entender qual é o melhor. "Melhor" tem vários significados. Nem sempre aquilo que queremos é aquilo de que precisamos. E as pessoas por quem somos responsáveis têm as próprias necessidades contraditórias. Então a "melhor decisão" é um conceito complicado que envolve consequências imprevisíveis, tanto boas quanto ruins.

A única maneira de termos coragem para tomar grandes decisões é nos comprometendo a nos perdoar se escolhermos a direção errada.

Ninguém pode tomar essa decisão por você, mas essa é uma boa notícia. Significa que você não será vítima das consequências da sua decisão. Você pode assumir o controle da sua vida e influenciar o rumo que ela vai seguir. Comprometa-se por inteiro com sua escolha, mesmo que ela não seja a melhor. Isso é muito importante quando estamos dispostos a aprender e mudar de caminho se necessário. Essa estrada tortuosa, no fim das contas, é o que compõe a aventura da vida.

Ferramentas para usar em tempo real

Há coisas que você pode fazer para facilitar o processo de tomar decisões complexas. Alguns destes exercícios são fáceis e podem ser feitos na hora. Outros precisam ser praticados e aprimorados ao longo do tempo.

O que mais importa

É bem mais difícil tomarmos decisões quando estamos sendo puxados em direções opostas. Então é preciso saber quanto peso dar a cada uma dessas influências. Valores e prioridades mudam ao longo da vida, e é interessante revê-los quando precisamos tomar decisões importantes. Há diferentes maneiras de fazer isso, e entro em mais detalhes sobre esse assunto no meu livro anterior (veja o Capítulo 33 de *Por que ninguém me disse isso antes?*). Mas há um jeito simples de garantir que uma decisão específica se baseie no que mais importa para você neste momento da sua vida.

Experimente

Faça uma lista dos diferentes aspectos da sua vida que provavelmente serão afetados pela decisão a ser tomada. Exemplos incluem família, filhos, amizades, relacionamentos íntimos, carreira, saúde, educação, desenvolvimento pessoal, vida em sociedade e propósito.

Ao lado de cada uma dessas áreas, escreva sua resposta às seguintes perguntas:

- Para você, o que é mais importante nessa área da vida?
- Como você mais gostaria de contribuir nessa área?
- Como sua decisão afetará sua capacidade de honrar esses valores? Ela vai aproximá-lo ou afastá-lo deles?
- Como você se sentirá a respeito disso? É algo que vai melhorar ou piorar sua vida?

Dependendo da gravidade da situação que você estiver enfrentando e dos valores envolvidos, dedique o tempo necessário para pensar nessas questões. O único requisito é que você esteja disposto a ser completamente sincero consigo mesmo durante o processo. Não é tão fácil quanto parece. Muitas vezes as respostas que damos não são aquelas que queremos ouvir, ainda mais quando percebemos que a escolha a ser feita é muito difícil.

Vantagens e desvantagens

Quando uma pessoa faz terapia com a intenção de mudar algo na própria vida mas não consegue tomar uma atitude, trabalhamos para que ela reflita sobre a questão de um jeito que não se costuma fazer no dia a dia.

Nesse instante de contemplação, antes de tomar uma atitude concreta, ela pode avaliar os prós e os contras de determinada decisão. Ela enxerga com clareza se os benefícios compensam os custos, mas não consegue entender por que continua hesitante, sem coragem para começar. É porque sua análise simplista ignorou algo essencial.

Uma coisa que todos nós parecemos ignorar são as vantagens de não fazer nada, as recompensas que temos ao *não* tomarmos uma atitude, evitando qualquer decisão. Depois que identificamos essas recompensas, podemos ser sinceros sobre quanto custa a inércia e continuará custando pelo resto da nossa vida.

Experimente

Este é um exercício reflexivo para quando você já tiver identificado o que precisa fazer, mas está evitando dar o primeiro passo. Interprete as perguntas a seguir como estímulos.

- Quais são os benefícios de adiar essa decisão?
- O que esse adiamento permite que você evite?
- Qual é o custo disso, agora e no futuro?
- Você está disposto a viver com as consequências disso?

Tolere a dúvida

É importante se comprometer com uma decisão, mas é preciso deixar claro que fazer uma escolha não acaba necessariamente com nossa angústia. Nem sempre vamos acreditar, num estalar de dedos, que a decisão que tomamos foi a melhor possível. A incerteza pode continuar nos acompanhando. Se você precisar fazer uma reavaliação, seja construtivo. Não fique remoendo os caminhos não escolhidos, ainda mais se você teve bons motivos para não escolhê-los. O fato de haver dúvida não significa que a decisão foi errada. A dúvida pode refletir simplesmente a tristeza pelos sacrifícios feitos para esse caminho dar certo. Permaneça focado no que escolheu, não no que poderia ter escolhido.

Fracasso

Caso o processo de tomar decisões o paralise com frequência, analisar como você se relaciona com o fracasso é um bom ponto de partida.

Na vida, há pessoas que nos deixam com medo de tropeçar e outras que quase nos convencem de que podemos voar, simplesmente pela maneira como reagem aos nossos sucessos e fracassos. Nenhum fracasso é mais doloroso do que aquele acompanhado por uma onda de críticas abusivas que nos levam a questionar nosso valor.

Quando estamos acostumados a receber esse tipo de ataque verbal após algum erro, passamos a ter dificuldade em tomar decisões. O mesmo vale para quando os ataques partem de nós. A melhor maneira de encontrar coragem diante de grandes decisões é saber, sem sombra de dúvida, que continuaremos nos amando quando fracassarmos. Não *se*, mas *quando*. Porque é claro que fracassaremos em algum momento.

Quando nos comprometemos a nos cuidar diante de um erro, demonstrando quanto nos amamos e acreditamos em nosso potencial, quando dizemos as palavras que precisamos ouvir em vez de ecoarmos provocações do passado, conseguimos nos reerguer com mais facilidade. Sentimos finalmente que não estamos nos diminuindo, mas recebendo a ajuda de uma mão amiga.

Para conseguir confiar em si mesmo e reagir de forma produtiva, seja se protegendo como um amigo ou se desafiando como um mestre, você precisa levar isso a sério. Encontre as palavras certas, planeje-as, preste atenção naquilo que o empolga e no que o desanima. Você não está perdendo. Você está vivendo, aprendendo, se reerguendo a cada percalço. Com isso, o medo do fracasso se tornará uma sombra cada vez mais distante.

Aprendizados

- A incerteza nem sempre é motivo para parar. Se você pensou bem numa decisão e ela está de acordo com seus valores básicos, então tolerar a incerteza sobre o futuro faz parte do processo. A dúvida pode acompanhar a jornada, mas não precisa tomar decisões por você.
- Caso você saiba qual é a decisão certa mas não consiga tomar uma atitude, dedique algum tempo a pensar nas vantagens de manter as coisas como estão. O que a falta de atitude permite que você evite? E qual é o preço disso? É algo que você está disposto a pagar?
- Como você foi ensinado a lidar com o fracasso? Isso dificulta seu processo de tomar decisões? Nos momentos em que teve mais coragem, como você encarou a possibilidade de fracasso?
- O fracasso é inevitável, mas também fácil de superar quando há alguém de confiança ao seu lado. Como sua vida mudaria se você decidisse ser essa pessoa de confiança para si mesmo?

"Permaneça focado no que você escolheu, não no que poderia ter escolhido."

Para você ler quando...
Dra. Julie Smith

CAPÍTULO 18

Quando lhe faltar força de vontade

"Lembre que o avião decola contra o vento, não a favor dele."
— Henry Ford

Minha carta para você

Às vezes parece que duas partes de nós desejam coisas diferentes. Uma sabe exatamente o que seria melhor para nós a longo prazo enquanto a outra não suporta a ideia de começar hoje. Então não começamos. Juramos que começaremos amanhã. Só que então o amanhã chega, o conflito interior persiste e a atitude que sabemos ser benéfica é adiada mais uma vez em prol de hábitos mais antigos e cômodos.

    A força de vontade falha não apenas quando a tarefa é especialmente difícil ou dolorosa. Vejamos as atividades físicas, por exemplo: a maioria das pessoas sabe que vai se sentir melhor depois que começar, então o desafio não é a tarefa em si, mas o que sentimos entre o estado de fazer e não fazer. Depois que pegamos embalo, a força de vontade já não parece tão necessária assim. Mas pegar esse embalo exige um grande esforço físico e psicológico enquanto lutamos contra a resistência.

Caso você sofra um pouco desse problema, provavelmente já notou que pensa no adiamento da tarefa como um mero atraso temporário até que haja condições melhores: quando você tiver mais tempo, quando se sentir menos cansado, quando tiver menos coisas na cabeça. Entretanto, conforme o tempo vai passando, você percebe que há sempre muitos motivos para enrolar. Sempre há responsabilidades que parecem mais urgentes e você nunca se sente perfeitamente pronto para começar. A ação postergada alimenta essa batalha mental, assim como o inevitável arrependimento futuro.

Mas saber que o arrependimento é inevitável a longo prazo não torna mais tolerável o incômodo atual. Sempre nos envolveremos mais com os sentimentos de agora do que com as previsões de como nos sentiremos depois. O verdadeiro impulso para tomar uma atitude surge quando percebemos que sempre haverá uma força oposta. Quando almejamos subir na vida, a resistência é inerente a cada movimento.

Então não espere até entrar no clima. Não espere pelo momento perfeito. Se seu objetivo realmente for importante, apenas comece a seguir na direção dele. Por menores que sejam os primeiros passos, eles são a base para a construção do ímpeto.

Como tão corretamente disse o autor Steven Pressfield, a batalha real, o jogo real acontece entre nós e a resistência.[1] E, quando nos comprometemos a passar por cima dela, podemos sentir orgulho de estar escolhendo o próprio caminho em vez de sermos apenas empurrados ladeira abaixo. Nada nos leva a nos sentir mais vivos do que sonhar alto, seguir em frente e ver que estamos começando a progredir.

🔧 Ferramentas para usar em tempo real

Se estiver procurando ferramentas que o ajudem a alcançar seus objetivos, esta seção está cheia de ideias para criar um ambiente favorável à força de vontade. Cada ferramenta se baseia em evidências científicas, mas talvez algumas sejam mais adequadas para o seu caso do que outras.

Faça a si mesmo algumas perguntas difíceis

Um erro que muitas pessoas cometem enquanto tentam encontrar força de vontade é recorrer à técnica da visualização, tão propagada na internet: imaginar que já cumpriram seu objetivo e que tudo está maravilhoso, lembrando-se de todos os motivos pelos quais desejam tomar uma atitude. Não é que essa técnica não tenha valor, mas há uma ferramenta mais potente, embora menos gentil, que nos incita a ser realistas sobre duas questões.

1. As recompensas que recebemos por não começar hoje, mas que nos mantêm estagnados. Isso significa reconhecer que permanecemos numa situação desfavorável não porque seja difícil mudar, mas porque há uma forte influência para que as coisas continuem como estão. Ao escolher algo novo, podemos ter que abdicar de outra coisa.
2. As verdadeiras consequências de manter as coisas como estão. Isso envolve reconhecer que postergar a mudança também é uma escolha. Reconhecer isso nos permite encarar as consequências das nossas ações atuais em vez de enxergá-las apenas como uma escolha adiada.

💡 Experimente

Escrever respostas para as próximas perguntas pode ajudá-lo a entender as forças opostas que costumamos sentir entre a possibilidade de mudança e nossa realidade atual.

- Ao adiar sua decisão, de que você está se protegendo? Qual é o lado negativo dessa mudança que você tanto evita?
- Que vantagens ou comodidades você tem agora e perderia se tomasse a atitude necessária?
- O que você está deixando de ganhar enquanto não toma essa atitude?
- O que você perde em sua vida pessoal sempre que escolhe manter as coisas como estão?
- Se não concluir seus planos ou nem sequer começá-los, quais serão as consequências para você?
- Como isso afetará a maneira como você se enxerga?
- Como afetará as coisas mais importantes na sua vida?

Preveja o futuro

Às vezes sabemos que precisamos fazer mudanças positivas para nosso futuro, mas relutamos em tomar uma atitude. Temos muito a aprender com essas situações, e o vício é o exemplo mais extremo delas. No tratamento da dependência, boa parte do tempo é dedicada à prevenção de recaídas. Isso significa se preparar para dias difíceis, prever todos os possíveis obstáculos e criar um plano detalhado e concreto para lidar com isso. Sem esse planejamento desde o começo, deixamos o futuro à mercê de nossos impulsos.

Quando algo é tão difícil a ponto de exigir força de vontade, é porque esse trabalho é um investimento que vale a pena. Faça uma lista de todas as possíveis ameaças para seu sucesso. Agora é o momento de usar a insegurança em benefício próprio. Permita que os pensamentos mais pessimistas corram soltos por um instante, sem remoê-los, sabendo que eles fazem parte de um processo mais construtivo. Estamos prestes a transformá-los num plano bem elaborado para que nenhum deles sabote seus objetivos.

Desenvolver um plano assim pode exigir algumas decisões difíceis da sua parte. Talvez você precise dizer "não" a coisas que antes valorizava e dizer "sim" a mudanças que lhe causam medo e incerteza. Em vez de esmorecer, mantenha o foco nos motivos por trás do seu objetivo. Saiba por que você quer *isso*, não outras opções.

💡 Experimente

- Quais são os obstáculos que põem em risco seu sucesso?
- Quais são os momentos, lugares ou situações que mais favorecem seus impulsos destrutivos?
- Que desculpas e justificativas você costuma usar quando tem uma recaída?

Após listar todos os possíveis obstáculos à sua frente, crie um plano de ação para lidar com cada um deles.

Esse é um processo desconfortável, mas não saber o que está por vir gera ainda mais ansiedade. Imprevistos diminuem nossa chance de sucesso. Então encare os elementos que mais ameaçam seus objetivos. Quando chegar o momento de lidar com eles, você terá um plano para não sair da linha.

Prepare-se para o sucesso

Há vários ingredientes básicos que compõem a receita da mudança de atitude, mas eles geralmente se perdem em meio às exigências do dia a dia. Assim como não podemos preparar um pão sem farinha, não podemos esperar ter o melhor desempenho possível se não estivermos devidamente descansados. Então, para manter a força de vontade, dedique tempo suficiente ao sono e à alimentação. Se conversar com atletas profissionais, você se surpreenderá com até que ponto eles são comprometidos com o descanso. Sem isso, músculos não se recuperam nem se fortalecem, e o mesmo vale para a mente. Talvez você também se surpreenda com a diferença que breves momentos de relaxamento fazem ao longo do dia.

Há quem diga que as palavras têm poder, mas há pouco que eu possa dizer para levá-lo a entrar em ação com entusiasmo se você estiver cansado e estressado. As palavras certas sem o combustível certo não levam nenhum motor a ganhar vida. Estou apresentando aqui algumas ferramentas para ajudá-lo a seguir em frente hoje, mas se você quiser ter força de vontade para tentar de novo amanhã e depois de amanhã, precisa saciar as necessidades do seu corpo e da sua mente.

Atividades físicas, alimentação e sono aumentam a força de vontade. Sem esses ingredientes básicos, tudo fica mais difícil. Não precisamos ser perfeitos, mas não podemos ignorar completamente essas necessidades. Se você fizer apenas uma coisa para melhorar um desses fatores hoje, já estará seguindo na direção certa e facilitando sua vida.

Faça amizade com o estresse

Um dos segredos para aumentar a força de vontade é entender o papel do estresse nessa equação. Caso seu objetivo envolva parar de fazer algo, então talvez seja interessante saber que quanto mais intenso for seu estresse, maior chance você terá de falhar. Abandonar um hábito antigo exige muito esforço cognitivo e, quando nos sentimos estressados, isso costuma significar que nossas obrigações parecem maiores do que os recursos que acreditamos ter no momento. É aí que o cérebro recorre a reações automáticas para se reconfortar ou aliviar o estresse.

Boa parte desse estresse pode ser causada pelo mundo exterior, mas saiba que geramos ainda mais estresse com a narrativa que seguimos em nossa mente. Se nos perdermos na autocrítica após cada dificuldade ou recaída, agravaremos nosso estresse sem perceber, aumentando a ânsia por gratificação imediata, ou seja, recorrendo às mesmas tentações de sempre.

Mas o estresse pode ser nosso aliado quando, por exemplo, nos sentimos sem ânimo para lutar por um objetivo. Quando antecipamos o prazer do sucesso, começamos a nos sentir empolgados para tomar uma atitude, e essa sensação é uma reação ao estresse. Ela é necessária para alcançarmos nossas metas, embora se sentir agitado possa ser desconfortável. Se juntarmos isso aos sentimentos de incerteza e ansiedade, entenderemos por que muitas pessoas sentem o ímpeto de se anestesiar com outra coisa. Então, se quisermos nos sentir empolgados para seguir em frente, precisamos reconhecer a utilidade do estresse e canalizá-lo na direção certa.

Quando você se sentir saindo da imobilidade para o movimento, da calma para a empolgação, da segurança para a incerteza, lembre que esse incômodo faz parte do processo de transformar tédio em aventura. A resistência à mudança é normal, mas pode ser vencida se você estiver disposto a tolerar essa sensação e permanecer aberto a novas possibilidades. Momentos antes de mergulhar na água fria, observe como sua mente tenta convencê-lo a mudar de ideia. São as pessoas que já estão na água há algum tempo que dizem: "Depois que você se acostuma, a temperatura fica boa." No início, a mudança de estado choca o corpo. Quando começamos a nos mover, no entanto, vemos que ela não é tão ruim quanto imaginávamos.

Conecte-se com sua versão futura

Imersa em todas as exigências cotidianas, a maioria de nós nunca tira um momento para pensar no futuro distante. Tudo parece muito longe e bem menos relevante do que as questões que precisamos enfrentar agora. Mesmo quando nos imaginamos no futuro, é como se fôssemos um personagem num filme. A imagem desse futuro é vaga, mas presumimos que seremos uma versão melhor de nós mesmos, que venceu os desafios de hoje e vive um momento em que tudo é mais fácil.

Estudos mostram que, quando nos sentimos desconectados assim da nossa versão futura, ficamos mais propensos a ignorar as consequências dos nossos atos.[2] Mas fortalecer o senso de continuidade entre quem somos hoje e quem seremos amanhã nos motiva a fazer um esforço agora.

Quando estamos desconectados da nossa versão futura, tendemos a ser mais impulsivos e a tomar decisões baseados em como gostaríamos de nos sentir neste instante, não com base naquilo que desejamos para o futuro. Então, para que não precisemos lidar amanhã com as decisões impulsivas de hoje, devemos entender que a imagem do nosso eu futuro não deve ser uma versão idealizada, sem desafios. Na verdade, nossos esforços terão basicamente o mesmo peso que têm hoje em dia.

Experimente

Pare por um instante, feche os olhos e se imagine pensando, daqui a uma semana ou um mês, nas decisões que está tomando hoje. Como sua versão futura se sente sobre elas? Como afetarão seu futuro? Em seguida, tente escrever um bilhete para sua versão futura dizendo o que você fará agora para facilitar a vida dela. O que é necessário fazer hoje para garantir que amanhã você sinta orgulho e gratidão por si mesmo e tenha motivação para seguir rumo a conquistas ainda maiores?

Aprendizados

- Não se iluda achando que sua versão futura terá uma vida mais fácil. Imagine-se sendo amanhã a mesma pessoa que você é hoje. Se sua vida é atarefada, com várias demandas competindo por seu tempo e sua atenção, a resistência que você sente agora também estará presente no futuro com a mesma intensidade, então é melhor começar assim que for possível.
- Acima de tudo, comprometa-se a se esforçar. Essa é a única coisa sob seu controle.
- Entenda o papel do estresse para conseguir usá-lo em benefício próprio.
- Conheça as vantagens de não tomar uma atitude importante, assim como os custos. Isso levará você a enxergar com mais profundidade o que o mantém estagnado.
- É ingenuidade achar que as coisas serão fáceis depois que você começar. As pessoas que têm sucesso a longo prazo antecipam possíveis problemas e traçam planos para lidar com eles. Não deixe que seus impulsos assumam o comando.
- A força de vontade não surge do nada; ela é um foguete que precisa de bastante combustível. Assim, o empenho em dormir mais, fazer atividades físicas e comer melhor ajudará a manter seu ímpeto a longo prazo.

"Acima de tudo, comprometa-se a se esforçar. Essa é a única coisa sob seu controle."

Para você ler quando...
Dra. Julie Smith

CAPÍTULO 19

Quando você precisar trabalhar sob pressão

"Quando ansiamos por uma vida sem dificuldades, devemos lembrar que carvalhos crescem contra o vento e diamantes se formam sob pressão."
— Peter Marshall

Minha carta para você

Então aqui está ela, bem diante de você. Uma oportunidade de colocar em prática tudo pelo que você tanto se esforçou. A pressão vem de todos os lados e, quando você presta atenção suficiente, nota que ela arrisca minar sua habilidade de se concentrar no processo. Você começa a questionar a confiança que sente em si mesmo e sua habilidade de tomar decisões certas na hora H. Duvida da sua capacidade de se lembrar de tudo e de manter a calma – coisas que você faz muito bem quando não está sob pressão.

Todas as pessoas bem-sucedidas conhecem bem essa sensação. Elas não nasceram sabendo prosperar sob condições adversas. Elas aprenderam, e você aprenderá também.

Seja qual for o desafio, a mentalidade com que você vai encará-lo é tão importante agora quanto foi em todas as etapas anteriores. Caso você deixe seus pensamentos correrem soltos, talvez acabe se convencendo a não ter o melhor desempenho possível. Quando o desafio é visto como uma ameaça que nos causa medo, nos sentimos mais como a presa do que como o predador. E, quando nos sentimos como a presa, reagimos como tal: nos concentramos apenas em sobreviver a uma experiência terrível, desejando que ela termine logo para conseguirmos nos recuperar do estresse e lamber as feridas causadas pelo fracasso e pela humilhação. Quando isso acontece, não nos comprometemos por completo com a tarefa diante de nós. Nossa mente fica vagando de um lado para outro, como um animal indefeso, pego desprevenido, louco para evitar uma catástrofe e fugir do estresse da situação. Essa não é a receita para o melhor desempenho possível. É a receita para confirmar nossas crenças limitantes e nos levar a desistir de todas as nossas ambições.

Então, se você pretende fazer o melhor que pode, alinhe sua mente com suas intenções. O foco da presa é apenas se proteger, enquanto o predador quer encontrar algo empolgante e sente prazer em fazer de tudo para alcançá-lo. É a antecipação da caça que gera a empolgação. O predador que passa muito tempo questionando o que vai acontecer, que fica pensando em como se sentirá caso não tenha sucesso, já selou o próprio destino. A empolgação da caça é tudo. O processo ainda pode ser cansativo e difícil, mas sabemos que, sem ele, não conseguiríamos nada além de uma refeição fácil. Então abraçamos o desafio e a sensação de poder que ele gera.

Quando apontamos o holofote para todos os problemas e fracassos possíveis, não conseguimos nos concentrar na tarefa diante de nós. Porém, da mesma forma, quando cada gota da nossa atenção é absorvida pelo processo da tarefa, não sobra tempo para pensar demais no resultado. Só teremos tempo de colocar o foco no resultado depois que ele acontecer. Antes disso, é o processo que necessita de nosso total comprometimento. Pense menos na sensação que você terá ao conquistar o sucesso ou fracassar e mais em como se sentirá ao executar o processo da forma mais eficiente. Familiarize-se com esse sentimento e o vista como um agasalho. Cubra-se dessa sensação de vitalidade conforme vai se aproximando do objetivo em vez de se cobrir do medo que você sentiria se ficasse margeando sua melhor versão. Esse agasalho é você se sentindo bem a respeito de quem é, do esforço que fez e dos seus motivos para isso. É sua percepção de que, independentemente do resultado, você lutará para cumprir o próximo desafio, e o próximo, porque essa é apenas uma parte de um contexto bem mais amplo. É apenas uma chance entre muitas de fazer o melhor possível e aprender um pouco mais. Esse é o único caminho para crescer na vida.

As vantagens de mudar o foco do resultado para o processo vão além do impacto que isso causa no seu desempenho. A autoconfiança e a satisfação com a vida não vão ficar esperando pacientemente até você surgir na linha de chegada. Quando você chegar lá após completar esse desafio, ou o próximo, perceberá que se sente quase da mesma maneira que agora. A autoconfiança surge quando estamos imersos na caça, quando testamos nossos limites e descobrimos que o horizonte ao longe não passava de uma mera miragem.

Quando isso acontece, é porque nos entregamos por completo. É possível transformar uma pressão apavorante em algo prazeroso, e fazemos isso nos dedicando, nos esforçando e entendendo todas as nuances do que deve ser feito. Assim, no dia em que finalmente entrar na arena, você não tentará fazer nada novo pela primeira vez. Não haverá surpresas. Você estará repetindo aquilo que já fez mil vezes, aproveitando para exibir todo o trabalho árduo realizado nos bastidores.

O coração acelerado e as mãos suadas serão o sinal de que seu cérebro preparou seu corpo para fazer o melhor possível. Agora você tem uma percepção mais aguçada e todo aquele combustível de empolgação para fazer com que as coisas deem certo. Use isso. Não tente ignorar essa agitação. Ela pode ser desconfortável, mas o levará aonde você precisa ir.

> Então, seja qual for sua arena, comprometa-se por inteiro a ocupar seu lugar com orgulho, sabendo que, no fim das contas, você só está competindo com sua versão do passado.

🔧 Ferramentas para usar em tempo real

Como mencionei no início do capítulo, é possível aprender a agir sob pressão. Agora vou apresentar algumas das melhores técnicas para fazer isso. Caso seu grande dia já esteja chegando, essas habilidades poderão ser colocadas em prática imediatamente. Porém será mais vantajoso se você dedicar tempo e esforço a praticá-las. Quanto mais você treinar, mais instintivas se tornarão suas habilidades.

Como lidar com a ansiedade

Talvez você se decepcione ao descobrir que esta seção não apresenta uma ferramenta para acabar com a ansiedade. Acredite ou não, você precisará dela – da atenção aguçada, do reflexo acelerado e da energia abastecendo seus músculos – para ter o melhor desempenho possível.

O que precisamos aqui é mudar nossa maneira de encarar a ansiedade quando ela surge para nos ajudar. Sempre que nos concentramos no coração acelerado e tentamos fazer com que a ansiedade desapareça, isso rouba o foco daquilo que estamos fazendo. Mas a grande questão é que, quando permitimos que a ansiedade exista, quando a recebemos de braços abertos, ela não nos detém. Podemos aceitar o desconforto que a acompanha sabendo que ela estimula nosso bom desempenho.

O segredo aqui é reconhecer que a ansiedade faz com que queiramos bater em retirada em busca de segurança e calma. Dar atenção a tudo o que pode dar errado e deixar o pessimismo tomar conta do nosso cérebro nos leva a querer evitar completamente a situação. Mas a reação de luta ou fuga também oferece outra opção: a luta. Isso não significa começar a dar socos. Precisamos apenas canalizar o medo, mantendo o foco no que estamos fazendo e traçando planos para tornar nosso objetivo realidade.

Escolha as palavras certas

Seja qual for o desafio, nosso melhor desempenho será guiado por um sentimento. Só que, para isso acontecer, precisamos escolher esse sentimento com cuidado. E, para criarmos o sentimento, nossos ingredientes mais poderosos são as palavras. Não podemos evoluir sem elas. Enquanto explicava a ferramenta anterior, provavelmente descrevi a ansiedade de um jeito com o qual você não está acostumado. Essa é a essência da reformulação cognitiva.[1] Reformular não é mentir para si mesmo nem tentar se convencer de algo em que você não acredita. É escolher encarar uma situação da perspectiva mais útil. É ser o predador em vez da presa, a empolgação em vez da ansiedade, o desafio em vez da ameaça, a gratidão em vez do ressentimento, o progresso contínuo em vez da autocrítica limitante. Essas mudanças aparentemente discretas nos levam a encarar o desafio de um jeito completamente novo, dando passos diferentes, com mais foco e maior capacidade de apreciar o processo.

No meu livro anterior, mencionei o conselho, tão propagado na internet, de ficar repetindo bobagens em que você ainda não acredita. Isso não ajuda e provavelmente serve apenas para deixar sua mente em dúvida sobre o que é ou não verdade. Quando repetimos uma declaração que tenta nos convencer de alguma coisa, nossa mente encontra todos os motivos pelos quais não devemos acreditar nisso, o que nos leva a perder ainda mais o foco necessário para o melhor desempenho possível. Assim, em momentos de pressão, podemos usar as palavras certas para nos manter focados no nosso objetivo.

Se quiser repetir frases positivas, então certifique-se de que sejam o que você precisa ouvir na hora certa. Aqui vão algumas dicas para você formular afirmações eficientes que despertarão o melhor de si nos momentos mais difíceis.[2]

- Se você não acreditar no que está repetindo, a frase não terá efeito. Tudo o que disser a si mesmo deve se basear em fatos, não em sen-

timentos ou opiniões. Escolha esses fatos com cuidado para que eles tenham o efeito desejado nos seus sentimentos.
- As palavras têm poder quando acompanham o trabalho duro. Seria pedir muito que algumas palavras de incentivo substituíssem o preparo. Então, se você começar algo sabendo que não se dedicou o suficiente, ajuste suas palavras para refletir expectativas realistas nessa etapa. Tenha em mente que encarar o desafio se sentindo despreparado já é uma experiência de aprendizado. Uma situação específica não é o fim da linha do seu desenvolvimento; é um percalço no caminho que o levará à próxima fase. Por outro lado, se você se esforçou ao máximo para chegar até aqui, usar frases que reconheçam seu comprometimento pode ajudá-lo a andar de cabeça erguida, encarando o desafio com confiança.
- Apesar de as melhores frases serem instrucionais e servirem como guias para seu foco e suas ações, você não vai escrever um livro de receitas. Escolha as palavras que despertem sensações verdadeiras. Afinal de contas, é para isso que as afirmações servem. Elas devem induzir a mentalidade e o estado emocional de que você precisa para ter seu melhor desempenho.
- Use seus sucessos anteriores para se lembrar do que você é capaz quando dá tudo de si. Que mentalidade e que postura você precisa adotar, onde deve manter o foco e quais são os detalhes que precisa ter em mente? Durante todo o trabalho árduo que fez até aqui, você certamente aprendeu que fazer determinadas coisas de determinada maneira e usar alguns pontos fortes específicos fazem com que seu desempenho seja o melhor possível. São esses os aspectos que você deve incluir na declaração que fará a si mesmo. Palavras que deixem você no clima certo para entrar no fluxo.

O que fazer com tantos pensamentos

Como você já deve saber, é impossível impedir a chegada de pensamentos ansiosos. A mente involuntariamente oferece pequenas previsões sobre como as coisas vão se desenrolar e, por acaso, elas parecem histórias de terror muito pessoais. Proibir a si mesmo de pensar em todos os possíveis desdobramentos ruins significa que você já está pensando neles.

Além de sermos incapazes de impedir a chegada de pensamentos inúteis, não conseguimos simplesmente retirá-los da nossa mente. O espaço que eles ocupam deve ser preenchido com outra coisa, algo que guie nosso foco, nosso estado emocional e nossas ações na direção que desejamos. É aqui que entram as afirmações que já mencionei.

Só que às vezes essas ferramentas podem parecer muito utópicas ou excessivamente simplificadas. Na realidade, é comum só percebermos que nossos pensamentos se tornaram nocivos quando já estamos mergulhados na ansiedade e decidimos desistir. Só conseguiremos usar essas ferramentas se estivermos atentos o suficiente para notar quando a mente começa a seguir por rumos perigosos e se conseguirmos voltar nosso foco para as perspectivas escolhidas. É aqui que se preparar com antecedência e treinar mentalidades como se fossem uma atividade física previnem que a pressão extra nos pegue de surpresa e abale nosso desempenho normal no dia em que mais precisarmos dele.

A ferramenta mais útil com que já deparei e que uso sempre que me sinto sob pressão é a ideia de que minha atenção é um holofote. Todos os pensamentos e sentimentos diferentes que podem aparecer e estar disponíveis para mim a qualquer momento não estão completamente sob meu controle, mas estou no comando do holofote da minha atenção. Assim como atores num palco, os personagens que ilumino mudarão conforme a história for se desenrolando. A boa notícia é que, com a prática, a habilidade de fazer isso se fortalece. A capacidade de escolher o foco da nossa atenção é a essência do mindfulness. Portanto, sempre que você praticar a atenção plena, estará fortalecendo sua habilidade de usar essa ferramenta poderosa para entrar no clima e oferecer o melhor de si nos momentos mais importantes.

Estabilize o corpo para acalmar a mente

Quando estamos prestes a mergulhar numa situação decisiva e não nos sentimos no clima certo, outra maneira poderosa de colocarmos a cabeça no lugar é assumindo o controle de nossas reações fisiológicas. Isso não significa acalmar o corpo por completo, já que precisamos da adrenalina e da atenção aguçada que acompanham essa reação de estresse. Mas podemos propositalmente desacelerar a nossa respiração para impedir que essas sensações se intensifiquem e para manter o coração batendo num ritmo aceitável.[3]

Além disso, planeje como você pretende usar o corpo para reforçar sua mentalidade e seu processo de pensamento. O corpo e a mente se relacionam numa via de mão dupla. Isso significa que a maneira como nos apresentamos e movemos nosso corpo confirma o que desejamos sentir ou deixar de sentir. Você está fisicamente se portando de um jeito que o convença a oferecer o melhor de si? Isso aumenta ou diminui sua confiança? Esportes são um ótimo exemplo disso. Observe qualquer atleta de elite entrando em seu palco, pronto para dar um show. Você não verá olhos assustados percorrendo as arquibancadas nem unhas sendo roídas. Você verá calma e foco estampados no rosto, ombros relaxados e peito aberto, uma postura física forte e ao mesmo tempo tranquila, pronta para entrar em ação, e o estilo de movimento calculado típico de quem tem um propósito e um plano bem traçado.

O que podemos fazer com o corpo depende muito do desafio que enfrentamos. Talvez você esteja tentando se infundir uma energia entusiasmada, um foco absoluto e sereno ou a mentalidade proativa de um predador. Não importa qual seja a mentalidade desejada, qualquer movimento ou postura podem atiçar ou apagar esse fogo.

Em momentos de pressão, é normal que o estresse cause tensão e rigidez em seu corpo. Talvez você nem perceba essas mudanças, mas elas estarão enviando informações para o cérebro sobre como ele deve se sentir, além de afetarem seus movimentos. Então escolher sua mentalidade requer escolher sua postura, seus movimentos e sua respiração.

Aprendizados

- Reformular um contexto não significa mentir para si mesmo nem tentar se convencer de algo em que você não acredita. Significa encarar uma situação da perspectiva mais útil.
- Não escolha apenas como encarar o desafio que você tem pela frente. Reflita também sobre o que você pensa de si mesmo e sobre o que isso significa para seu desempenho. Você está empolgado, mergulhado no desafio, ou mantendo certa distância enquanto fica de olho em potenciais fracassos que devem ser evitados?
- O foco da sua atenção afeta mais seu desempenho e sua experiência do que você imagina. Mergulhe de cabeça em sua tarefa. Pensar em todos os desdobramentos possíveis serve apenas para distraí-lo do foco necessário para dar o melhor de si.
- Use suas palavras com cuidado e clareza, respeitando a força que elas exercem sobre seu estado emocional e sua capacidade de concentração. Escolha-as com sabedoria.
- Mude a maneira como você encara o estresse e as muitas sensações que chamamos de ansiedade. Aceite-as como um sinal de que o corpo está se preparando para a ação. Se for necessário, use a respiração para diminuir sua frequência cardíaca e se manter firme em seu propósito.

"Se você pretende fazer o melhor que pode, alinhe sua mente com suas intenções."

Para você ler quando...
Dra. Julie Smith

PARTE 3

Quando for difícil lidar com seus sentimentos

CAPÍTULO 20

Quando você estiver pensando demais em tudo

"Suportar desafios com uma mente calma rouba do infortúnio sua força e seu peso."
— Lúcio Aneu Sêneca, *Hércules furioso*

Minha carta para você

Se você pensa demais em tudo, sem dúvida conhece bem o processo de imaginar os piores cenários possíveis. Então vamos logo lidar com o pior cenário possível de ficar pensando demais nas coisas. Muitas pessoas que passam boa parte da vida se preocupando com situações que talvez nunca aconteçam acham que esse é apenas um hábito imutável com que precisam se acostumar. Só que isso não é verdade. Não precisamos ficar à mercê dessa tendência momentânea e do sofrimento que ela pode causar.

Pensar no pior cenário é algo tão automático quanto respirar. Mas cada pessoa reage a esse pensamento de um jeito diferente, porque essa reação pode ser aprendida. Então, se você fica se preocupando com cada coisinha, não se acostume com isso. Faça com que esse pensamento trabalhe a seu favor, não contra você.

Há momentos em que nos sentimos apavorados e outros em que seguimos em frente cheios de confiança; a diferença depende do que acreditamos ser necessário em cada situação e se achamos que nossos atos terão efeito. É aí que começamos a nos preocupar. Quando temos um modelo em mente e sabemos como reagir, conseguimos identificar os pensamentos produtivos e minimizar o incômodo causado pelos pensamentos que não agregam nada.

Você não precisa mais viver dando ouvidos a pensamentos inúteis. Mais que isso, não precisa sofrer por antecipação sabendo que vai se preocupar com cada nova situação que surgir.

É verdade que você vai encarar o amanhã com a mesma determinação que tem hoje. Porém, com as ferramentas que estou prestes a apresentar, espero que você possa encarar o amanhã com mais recursos do que tem agora. Na verdade, é isso que acontece sempre que você opta por seguir em frente mesmo com medo e preocupação. A maneira como reagimos às preocupações de hoje forma um modelo mental sobre como poderemos reagir às preocupações do futuro. As reações mais naturais serão aquelas a que recorreremos com mais frequência.

Então pare de se colocar na defensiva, achando que a preocupação domina tudo. Dê um passo à frente, vire o jogo e tome uma atitude contra esse velho padrão que torna a vida mais difícil do que deveria ser.

Ferramentas para usar em tempo real

Apesar de estas ferramentas funcionarem em tempo real, os resultados vão melhorar com a prática. Algo que parece difícil e trabalhoso no começo se tornará instintivo com o tempo. Como sempre, é melhor começar aos poucos, lidando com preocupações menores para ir se acostumando com o processo.

Valorize o trabalho do seu cérebro

Quando se trata da nossa segurança física e psicológica, podemos dizer que o cérebro é o chefe da segurança. Ele capta sinais do corpo e dos nossos sentidos em relação ao mundo exterior e nos apresenta ideias e previsões sobre o que pode acontecer. Essas previsões vêm na forma de sentimentos e pensamentos, que às vezes são úteis, mas outras vezes só servem para nos distrair do que realmente importa. É nosso dever decidir o que fazer com eles. Somos nós que decidimos quais pensamentos merecem nosso tempo e nossa atenção.[1]

Há ocasiões em que realizamos ações imediatas para prevenir o pior cenário possível criado por nosso cérebro. Somos nós e nosso instinto de sobrevivência trabalhando juntos da melhor maneira possível. Porém, quando a ação não é tão imediata e não fica claro o que deveria ser feito, tendemos a nos apegar a essas previsões e remoê-las em nossa mente, cada vez com mais medo, sem nunca chegarmos a um plano ou conclusão. E nos apegamos aos pensamentos mais gritantes, como se ficar imaginando uma catástrofe após outra fosse nos levar a uma decisão racional. Apesar de terem seu valor, esses pensamentos podem ser inúteis, na melhor das hipóteses, e nocivos, na pior. Quando obsessivos, eles começam a sabotar nossas emoções mais agradáveis, significativas e positivas.

Assim, quando estiver se preocupando demais, não tente impedir completamente a chegada de pensamentos catastróficos. Em vez disso, saiba muito bem o que fazer com eles.

O segredo aqui é ter em mente que o cérebro está fazendo o trabalho dele de manter você e seus entes queridos em segurança, e que ele nunca conhecerá todos os fatos necessários para acertar em todas as situações.

Não se rotule como alguém que se preocupa demais. Pensamentos automáticos são uma experiência humana normal. Eles não definem quem você é. E você não estará mais à mercê de seus efeitos depois que começar a reagir de um jeito diferente.

Avalie seu estresse geral

A maioria das pessoas se concentra no estresse causado pelo excesso de preocupação. Mas a preocupação não é o começo do estresse; ele faz parte de um ciclo mais amplo que, na maioria dos casos, começa antes de a preocupação surgir. Então é verdade que o tempo que passamos nos preocupando aumenta o estresse e alimenta esse ciclo. Mas também é verdade que, quando o estresse está elevado, temos uma tendência maior a pensar demais.

Quando nosso corpo dá sinais de estresse, naturalmente nos tornamos mais vigilantes e sensíveis, e nosso cérebro analisa o ambiente em busca de possíveis causas para a tensão. Digamos que, após uma noite maldormida, você tome muitas xícaras de café na manhã seguinte para conseguir dar conta do trabalho. Então você liga para a pessoa amada e ela não atende o telefone. Seu corpo já estressado torna o cérebro hipervigilante sobre essa questão e você começa a pensar em todos os piores motivos para a pessoa não ter atendido. O estresse elevado leva você a analisar demais algo que, em qualquer outro dia, poderia passar batido.

Além disso, o cérebro estressado começa a pegar alguns atalhos cognitivos, como aquilo que chamamos de "previsão do futuro": *Eu pensei, portanto é verdade, ou provavelmente vai acontecer*. Isso, por sua vez, aumenta ainda mais a ansiedade e nos leva a remoer as piores previsões.

Com esse exemplo, dá para entender que faz mais sentido avaliar o próprio estresse do que tentar interromper os pensamentos negativos. Comece dando atenção às suas necessidades básicas. Caso não esteja dormindo bem, se alimentando bem ou fazendo atividades físicas, você ficará mais sujeito a pensamentos catastróficos. Caso esteja consumindo cafeína, ou álcool em excesso, ou qualquer outra substância que aumente o estresse no corpo, sua hipervigilância também aumentará.

Avalie seu estresse no contexto geral da vida. A pressão nos relacionamentos, no trabalho ou nas finanças influencia a preocupação e a ansiedade que surgem em outras áreas, embora nem sempre essa relação seja óbvia, ainda mais quando o nível de ansiedade parece desproporcional e atípico. A vida tem muitas nuances, mas o estresse se apresenta sempre da mesma forma. Então, caso perceba que está pensando demais em certas coisas que antes não lhe causavam preocupação, analise o contexto geral e veja se você já não estava estressado antes de se preocupar.

Reconheça os pensamentos distorcidos

Podemos passar horas nos preocupando com algo antes de nos darmos conta do que estamos fazendo. Então a parte que parece bem fácil, mas que na verdade exige prática, é entender o que realmente são esses pensamentos, para podermos escolher o que fazer com eles. Sem entendermos o que eles são de fato, tendemos a aceitá-los como verdade e dar a eles toda a nossa atenção.[2]

Vejamos três tipos muito comuns de distorção cognitiva que podemos notar quando nos preocupamos demais:[3]

1. **Catastrofização.** Não importa quão improvável seja, o pior cenário possível é o primeiro a surgir na nossa mente. Então continuamos reprisando-o como um filme de terror particular.
2. **Pensamento dicotômico.** Também conhecido como pensamento "tudo ou nada", acontece quando nosso raciocínio só considera extremos, ignorando o meio-termo e todas as nuances que existem pelo caminho.
3. **Previsão do futuro.** É a presunção básica de que *Eu pensei, portanto é verdade e provavelmente vai acontecer*. Por exemplo, quando nos convencemos de que uma entrevista de emprego será péssima antes mesmo de ela começar, com base apenas em preocupações tidas como fatos.

Quando você notar a presença de qualquer uma dessas distorções, o primeiro passo é simplesmente identificá-la na sua mente para se distanciar e diminuir um pouco seu poder. Às vezes isso basta para reconhecermos que ela não é um fato sobre o futuro, mas apenas uma forma de encarar a situação. Se, no entanto, for necessário se aprofundar mais, encare a distorção com curiosidade e faça a si mesmo algumas perguntas:

- Esses pensamentos são válidos?
- É provável que se concretizem?
- São importantes?
- Envolvem questões que posso mudar?
- Onde está a distorção dessa ideia ou previsão?
- E, o mais importante, ela me ajuda?

Muitas pessoas fazem isso formalmente, anotando as preocupações específicas e as respostas para cada pergunta. Essa é uma ótima maneira de se familiarizar com o processo, fazendo com que ele seja mais rápido e natural quando for mais necessário.

Domine sua atenção e tome uma atitude

Depois de questionar um pouco os próprios pensamentos, fica mais fácil entender que a solução não é eliminar todas as preocupações, mas prestar atenção nas coisas certas. Para que nossas cismas sejam úteis, o alvo da preocupação precisa ser algo que já confirmamos ser verdadeiro, importante e mutável.

Quando conseguimos enxergar quais das nossas preocupações merecem atenção, o próximo passo é tomar uma atitude. Caso você não consiga fazer nada agora, a segunda melhor alternativa é traçar um plano. Mapeie seus próximos passos para lidar com a situação. Dar o primeiro passo tem um efeito emocional muito mais poderoso do que ficar sentado com medo, esperando o pior.

Sentir-se relativamente no controle, mesmo em situações atordoantes, pode mudar os rumos da sua saúde mental. Ao concentrar seus esforços em melhorar o momento presente, mesmo que só um pouquinho, você sentirá os efeitos que esse pequeno gesto pode ter tanto em você quanto nas pessoas ao seu redor em vez de se deixar paralisar pela preocupação.

Aprendizados

- Não se rotule como alguém que se preocupa demais. Você pode controlar sua atenção muito mais do que imagina.
- Pensamentos automáticos que imaginam o pior cenário não são o problema. Na verdade, muitos deles são importantes para nos manter seguros. A principal causa do sofrimento é ficar remoendo essas previsões sem jamais tomar uma atitude para melhorar a situação.
- Pensar demais nas coisas aumenta o estresse. Mas o estresse exacerbado também aumenta nossa propensão a nos preocuparmos demais. Então, quando estiver mais cismado que o normal, avalie o estresse em todas as esferas da sua vida.
- Quando o cérebro pressente uma ameaça, ele começa a pegar atalhos para nos manter seguros de maneira mais rápida. Saber que a preocupação pode ser fruto do estresse envolve reconhecer que nossos pensamentos costumam ser muito tendenciosos. Identificar distorções cognitivas ajuda muito a enfraquecê-los.
- Perguntas como "Esse pensamento é importante?", "É útil?", "É provável que se concretize?", "Envolve questões que posso mudar?" podem funcionar como bússolas que nos ajudam a assumir o comando da nossa atenção.

"A maneira como reagimos às preocupações de hoje forma um modelo mental sobre como poderemos reagir às preocupações do futuro. As reações mais naturais serão aquelas a que recorreremos com mais frequência."

Para você ler quando...
Dra. Julie Smith

CAPÍTULO 21

Quando o medo aparecer

"A coragem não é a ausência do medo, mas o triunfo sobre ele."
— Nelson Mandela

Minha carta para você

Você não é responsável pela aparição do medo. Você é responsável pela coragem que reúne para seguir em frente. Não vivemos à mercê do medo. Somos mutantes emocionais desde o começo dos tempos. Do foco inabalável do samurai à desafiadora dança da guerra dos maoris, a história está cheia de mentalidades e reações que desafiam os maiores medos. Esses povos não eram destemidos; eles canalizavam o medo de forma corajosa. Esse poder de manter uma atenção focada como laser e agir com uma postura imponente é uma escolha que permanece disponível para todos nós.

A vigilância que você sente é necessária. É um sinal de que você está pronto, ativado e preparado. Ao escolher encarar seu medo, você cultiva uma força mais profunda do que imagina. No seu interior há uma força ainda quase desconhecida, então respire com tranquilidade. Você está avançando, não como presa, mas como predador. Não esmoreça nem se misture às sombras que devem ser evitadas. Olhe para a frente, com um foco inabalável no caminho.

Não fique pensando em todas as catástrofes possíveis, mas naquilo que você pretende oferecer: suas metas e seu plano para executá-las, com coragem acima de tudo.

Isso formará sua identidade, pois só conseguimos moldar nosso caráter diante de obstáculos. E, ao manter uma determinação tão inabalável, você descobrirá que tem o poder de adotar a postura e a mentalidade certas para reagir da maneira que deseja. Você terá orgulho das próprias atitudes.

Então levante a cabeça, endireite a coluna e comece a tomar decisões firmes. Assuma o comando absoluto da história que você estiver contando a si mesmo sobre o significado do seu medo. Ele só apareceu porque você está fazendo algo difícil. Assim como motores de foguetes entram em ignição e o rugido da energia reverbera por tudo ao redor, essa onda de medo em seu corpo é algo positivo. É o combustível que o levará ao seu destino.

Você está prestes a dar o melhor de si. E, quando terminar, perceberá que pode fazer as coisas do seu jeito e usar as emoções em benefício próprio, como elas sempre deveriam ser usadas.

🔧 Ferramentas para usar em tempo real

Lembre-se: as ferramentas apresentadas aqui visam ajudá-lo a passar por experiências difíceis enquanto estiverem acontecendo. Caso você esteja enfrentando uma antiga fobia ou uma ansiedade generalizada, ensino a criar um plano de ação na versão atualizada do meu primeiro livro (veja o Capítulo 38 de *Por que ninguém me disse isso antes?*).

Se, no entanto, você estiver passando por um momento difícil agora e precisar adotar a mentalidade e o foco corretos, as ferramentas a seguir serão um bom começo.

Compaixão extrema

A única maneira de encarar o medo com determinação e ousadia é se comprometendo por inteiro a cuidar de si mesmo, e digo isso no sentido literal. Não subestime o que isso significa. Não se limite sendo duro ou mole demais consigo mesmo. Não se menospreze quando deparar com empecilhos. É preciso ter em mente, acima de tudo, que se o pior acontecer, você estará lá se cuidando, fazendo o que estiver ao seu alcance. Você não se dará as costas no momento em que se mostrar mais humano e falível. Ao cuidar de si como se fosse ao mesmo tempo um rei e um guerreiro, você se sentirá mais propenso a agir de acordo com sua vontade em vez de fugir.

Ter compaixão extrema significa estar disposto a lutar durante uma reação de luta ou fuga. Significa seguir em frente mesmo com medo para fazer o que você sabe que é certo para sua vida e a de seus entes queridos. Significa fazer o que for difícil agora para criar um futuro melhor.

Atenção é poder

Permaneça atento e identifique quais pensamentos, imagens e sentimentos são úteis, e mantenha distância dos nocivos. Afaste-se o suficiente para vê-los como realmente são e se concentre nos pensamentos e sentimentos que o ajudarão nos momentos difíceis.

O processo de se distanciar de pensamentos e sentimentos pode ser chamado de "difusão cognitiva". Uma forma rápida de fazer isso é anotando-os enquanto acontecem para se ter uma visão geral do contexto. Usar as palavras certas também funciona. Comece com "Percebi que estou tendo pensamentos do tipo...", ou "Notei sentimentos de...". Isso separa você da experiência, mostrando que você não é seus pensamentos ou sentimentos. Eles são reflexos do que seu cérebro interpretou a partir da reação do seu corpo em determinada situação. Quando conseguimos nos afastar assim, fica bem mais fácil entender que podemos escolher a perspectiva mais benéfica para nós.

Não se trata de reprimir o medo, algo que negaria por completo sua existência e provavelmente o traria à tona em algum momento posterior, quando menos esperássemos. A ideia aqui não é reprimir ou ignorar todos os pensamentos e sentimentos de medo. É simplesmente decidir que eles não ficarão no comando.

Não trate o medo como o principal problema

O medo não é o grande problema; ele indica outros obstáculos que podem exigir sua atenção. Quando encaramos o medo como um defeito nosso, nós o julgamos, lutamos contra ele e nos apegamos a qualquer coisa que possa extingui-lo. Dedicamos todos os esforços a matar o mensageiro, não a entender o que está sendo comunicado nem por quê.

Outra coisa que muita gente faz é se julgar por sentir medo, como se a presença do medo significasse ausência de coragem ou da capacidade de lidar com a situação. Na realidade, talvez signifique apenas que você está encarando algo difícil. Como o psiquiatra Carl Jung disse: "Onde estiver o medo estará sua tarefa."[1] Se isso for verdade, então faz sentido sentirmos medo – medo do desconhecido ou de saber exatamente o que vai acontecer; medo da complexidade do problema e do peso da responsabilidade de encarar um desafio. Se o medo for justificado, deixe-o em paz. Quando você parar de lutar contra esse sentimento, ele vai parar de tomar decisões por você. Leve-o consigo, mas baseie cada passo na pessoa que você deseja ser durante todo o processo, em como pretende reagir.

Isso não torna as coisas mais fáceis, porém torna você mais forte, corajoso, destemido e ousado. A aceitação radical dos desafios da vida é parte inerente ao processo. Quando aceitamos que nossa jornada não será tranquila, paramos de tentar desviar dos buracos traiçoeiros pela estrada; passamos por cima deles. E, quando nos entregamos sem a expectativa de receber qualquer coisa em troca, acabamos descobrindo o melhor da humanidade pelo caminho.

Reformule

O significado que damos ao que sentimos hoje molda como reagiremos e lidaremos com o medo no futuro. Tenderemos a enfrentá-lo ou a nos retrair? Quando falo sobre reformulação cognitiva, não me refiro a dourar a pílula nem se convencer de que uma emoção é algo que não é. Na verdade, é uma questão de voltar à realidade.[2]

Quanto mais a ciência revela sobre o desenvolvimento de emoções, mais entendemos que cada um de nós tem mais autonomia do que imaginava para cultivar a própria experiência e controlar as próprias atitudes.

Nosso cérebro está sempre contando a si mesmo uma história sobre o que acontece dentro do nosso corpo em reação ao mundo exterior, e usa memórias do passado para ajudar a prever o que acontecerá e como devemos reagir.[3] Os sentimentos são parte da expressão dessa narrativa. Assim, conforme passamos por situações diversas, as emoções são basicamente uma adivinhação. Elas podem ser um sinal de que estamos numa situação difícil, fazendo coisas complicadas, ou podem indicar uma série de outras coisas, como falta de sono, exaustão, crenças limitantes, uma mudança imprevisível, uma meta inalcançável... A lista é infinita. Mas podemos preparar o cérebro para que ele se concentre em aspectos específicos e escolha ações que alimentem a reação emocional de que precisamos para enfrentar o problema.

Se você se sentia um animal encurralado antes, talvez minha carta no começo do capítulo tenha mudado essa autoimagem apenas com o poder das palavras. Você não precisa aceitar nenhuma narrativa que não se encaixe na sua realidade. O segredo é usar as palavras certas, tentando fazer o melhor possível durante qualquer que seja a dificuldade do momento.

No mínimo, lembre que o medo é o principal ingrediente da coragem e um alerta para se preparar para a batalha. O medo também é temporário, então utilize-o enquanto puder. Conseguimos superar momentos difíceis com mais facilidade e usamos nossas ferramentas de forma mais eficiente quando entendemos que crises não duram para sempre.

Aprendizados

- Você não é responsável pela aparição do medo. Você é responsável pela coragem que reúne para seguir em frente.
- A vigilância que você sente é necessária. É um sinal de que você está pronto, ativado e preparado. Ao escolher encarar seu medo, você cultiva uma força mais profunda do que imagina.
- Não fique pensando em todas as catástrofes possíveis, mas naquilo que você pretende oferecer: suas metas e seu plano para executá-las, com coragem acima de tudo.
- A única maneira de encarar o medo com determinação e ousadia é se comprometendo por inteiro a cuidar de si mesmo.
- Permaneça atento e identifique quais pensamentos, imagens e sentimentos são úteis, e mantenha distância dos nocivos. Afaste-se o suficiente para vê-los como realmente são e se concentre nos pensamentos e sentimentos que o ajudarão nos momentos difíceis.
- Saiba que o medo não passa de um mensageiro. Quando o encaramos como um defeito pessoal, procuramos maneiras de extingui-lo. Não o julgue nem lute contra ele. Sentir medo não significa que há algo errado com você. Não significa ausência de coragem ou da capacidade de lidar com a situação. Talvez signifique apenas que você está encarando algo difícil.

"O medo é o principal ingrediente da coragem."

Para você ler quando...
Dra. Julie Smith

CAPÍTULO 22

Quando o luto for avassalador

"A dor do luto faz parte da vida tanto quanto a alegria do amor; talvez seja o preço que pagamos pelo amor, o preço do vínculo."
— Dr. Colin Murray Parkes[1]

Minha carta para você

Escrevo estas palavras sem tentar prever o que você está sentindo ou a intensidade da sua dor. Mas imagino que ela seja mais profunda do que eu ou você somos capazes de descrever. Não estou prestes a lhe dizer como você deve se sentir ou o que deve pensar. Não importa o que esteja sentindo agora, apenas sinta.

O luto não é uma única emoção. É uma linha que percorre todas as emoções. Cada lembrança traz à tona uma dor que parece que nunca vai passar. Mas toda memória também carrega o amor, as risadas, o conforto e a calma que sentíamos quando a pessoa que perdemos estava aqui. Como é possível sentir a doçura de uma presença em todas essas lembranças e ao mesmo tempo tamanha agonia por sua ausência? Como é possível vivenciar a leveza de um pequeno momento de distração, quase como se o tempo não tivesse passado, para depois ser levado de volta à escuridão da dor profunda e angustiante?

Esses alívios momentâneos, muito naturais, costumam ser acompanhados pelo sentimento de culpa por termos deixado de sofrer por um instante. Como você ousou esquecer, mesmo que por três segundos? E se a pessoa que partiu passou por uma longa doença ou deterioração, o alívio que sentimos pelo fim do sofrimento dela se mistura com o desejo de que ela ainda estivesse aqui.

São emoções que entram em conflito e parecem se contradizer, cada uma tornando a outra mais difícil de suportar. É complicado entender o que está acontecendo.

Se o luto de fato for o preço que pagamos pelo amor, então tudo bem. Porque não há sofrimento que nos leve a querer mudar o fato de essa pessoa ter existido e termos tido a chance de amá-la.

Então reúna todas as suas forças para aguentar essa tristeza. Permita que ela se mostre em toda a sua desgraça e que siga seu curso natural. Podemos passar pelo luto e ao mesmo tempo nos sentir gratos pela conexão que tínhamos. E podemos manter esse vínculo, mesmo que de um jeito novo que não escolhemos.

A marca que essa pessoa deixou na sua mente e no seu corpo vai se perpetuar. Ela continuará ao seu lado, num novo tipo de conexão. Não apenas nas suas memórias, mas em tudo o que ela levou você a sentir, em todos os rituais que vocês compartilhavam: a troca de olhares, as piadas internas, a compreensão compartilhada e a pessoa que você se tornou por conhecê-la.

Seu corpo vai recordar a sensação de sentar ao lado dessa pessoa, de conversar com ela, de ouvi-la. O desafio do luto não é negar nem abafar essas memórias, mas trazê-las à tona quando você desejar. Não se trata de viver em negação, sem aceitar que a pessoa partiu, mas de aprender a valorizar e apreciar a marca que ela deixou no seu mundo.

Ferramentas para usar em tempo real

Não há espaço para conselhos casuais quando se trata do luto. As ferramentas apresentadas aqui se baseiam na literatura científica, na sabedoria de pessoas que encontraram formas de lidar com esse processo e na experiência de profissionais que as ajudaram pelo caminho.

Pare de se cobrar

Não existe limite para o luto, e por que haveria? Ele pode mudar com o tempo, e tudo bem. Talvez você passe a se sentir mais livre para se aproximar ou se afastar da dor, para escolher o momento de recordar e para lidar do seu jeito com a realidade atual da vida.

Não se sinta culpado por estar de luto. É um processo completamente necessário. Leve o tempo que for preciso para se ajustar a uma perda tão avassaladora.

O luto costuma ser caótico e imprevisível. Isso não é um reflexo da sua maneira de lidar com ele; é apenas a natureza do luto. Sinta o calor da sua mão sobre o peito e lembre-se de que sua situação é natural e extremamente difícil. A última coisa de que você precisa agora é acrescentar outra camada de dor por achar que não está se comportando da maneira como deveria.

Ter sintomas de depressão após uma perda é comum e natural, mas certifique-se de tomar medidas que o ajudem durante esse período. Permita-se ser consolado e ajudado pelas pessoas ao seu redor, passeie ao ar livre, exercite o corpo diariamente e tire momentos para descansar de verdade.

Deixe a tempestade cair, mas leve um guarda-chuva

Como diz a psicoterapeuta especializada em luto Julia Samuel: "O sofrimento é o agente da mudança."[2] Permita-se sentir tudo, pelo tempo que for necessário; isso ajudará você a encontrar um jeito de se ajustar à nova realidade. Mas não precisa passar cada minuto do dia imerso na dor. Não há nada de errado em se proteger por algum tempo com as distrações da vida. Você encontrará conforto em pequenas coisas e certo descanso da exaustão física e emocional do luto.

Mas nem todas as distrações têm o mesmo peso, e é importante manter distância de coisas que entorpecem a dor à custa da sua saúde e da sua capacidade de recuperação. O álcool e as drogas são dois exemplos óbvios, porém costumamos ignorar formas mais sutis de entorpecimento, como o excesso de trabalho e de atividades para evitar memórias dolorosas. Apesar de ser bom voltar à ativa, o trabalho pode se tornar compulsivo quando usado como estratégia de evitação. O luto parece se agravar nos momentos de inércia, então a pessoa trabalha sem parar até que o burnout dê as caras e o corpo se veja forçado a descansar. Então é importante usar as distrações com sabedoria e reconhecer que o caminho mais saudável é permitir que os sentimentos sejam vivenciados por algum tempo.

Não desconte seu sofrimento naqueles que ficaram

Não importa se você faz isso porque está sofrendo ou evitando sofrer; descontar sua dor nos outros só vai piorar a situação de todo mundo. Permita que as outras pessoas lhe ofereçam apoio quando você se sentir destruído, e ofereça seu apoio em retribuição. Diante da perda, são o amor e o vínculo das pessoas ao nosso redor que nos ajudam a seguir em frente. Famílias e amigos que se unem e se apoiam evitam o isolamento que costuma acompanhar a dor de uma perda. Ninguém pode passar pelo luto por você, mas seus entes queridos podem caminhar ao seu lado, garantindo que você não o enfrente sozinho.

Magoar os outros só servirá para destruir os laços com as pessoas que continuam aqui. Não permita que essa experiência dolorosa encha sua vida de raiva e amargura.

Não desconte seu sofrimento em si mesmo

Quando o luto bate, nos sentimos culpados e, quando não bate, nos sentimos culpados também: culpados pelo que fizemos e pelo que deixamos de fazer. A culpa parece surgir do nada e costumamos pensar que poderíamos ter feito mais do que realmente estava ao nosso alcance.

Ficamos remoendo todas as possibilidades, imaginando as decisões diferentes que poderíamos ou deveríamos ter tomado, criando cenários em nossa cabeça, testando novos finais.

Isso tudo faz parte de desejar que a pessoa amada não tivesse partido. Faz parte da negociação que tentamos fazer com a nova e indesejada realidade. É parte natural do processo. Mas, sempre que puder, liberte-se dessa culpa e volte ao momento presente. Descontar o sofrimento em si mesmo não conserta o passado, apenas piora o futuro.

Reconheça e expresse sua dor

A relação com seu ente querido não termina; ela muda. Então conversar com essa pessoa quando ela surgir em sua mente e reconhecer que ela faz falta é parte do processo de adaptação. Essa etapa pode ser mais difícil quando ainda estamos muito abalados e não queremos incomodar as pessoas ao nosso redor. Mas também pode fazer com que o vínculo se perpetue. Acender uma vela na ceia de Natal, preparar a refeição favorita da pessoa no aniversário dela, fazer um brinde a quem deixou tanta saudade... Esses pequenos gestos nos ajudam não apenas a expressar nosso sofrimento como também nos conectam a outras pessoas em nosso luto. Quando conversar não for possível, o luto pode ser expresso de maneira mais particular. Escrever num diário ou dar asas à criatividade pode nos ajudar a expressar aquilo que não conseguimos falar.

Ao tentar bloquear e negar o sofrimento que você e seus entes queridos estão sentindo, você se afastará dos outros. Todo mundo está sofrendo, mas todos têm medo de demonstrar esse sofrimento. Se evitarmos a dor, sua máscara encontrará a minha e trocaremos apenas comentários agradáveis, ambos nos sentindo ainda mais sozinhos do que antes, incapazes de expressar o inexprimível. Não podemos entorpecer as emoções seletivamente. Quando entorpecemos as dolorosas, entorpecemos também as positivas. Não podemos abandonar todas as coisas que nos traziam alegria só porque estamos com medo que a dor apareça. É por isso que devemos nos permitir sentir e expressar tristeza. Assim lamentaremos a perda do ente querido e voltaremos a participar da vida como ela é hoje, nos fazendo presentes de verdade.

Estabeleça conexões

Talvez a questão mais importante a respeito do luto seja esta: seu eterno vínculo com a pessoa que partiu e com os entes queridos que permanecem aqui é a luz que deve guiar você em seu propósito.

É possível se conectar com as pessoas e se sentir próximo a elas mesmo quando já se foram. Elas podem ser encontradas em rituais, santuários ou lugares especiais que permitem essa proximidade. Um único item que era importante para vocês dois pode permanecer no seu bolso para os momentos em que você mais precisar.

Além disso, concentre sua energia em manter e nutrir conexões com as pessoas ao seu redor. Se você absorver um único aprendizado deste capítulo, que seja isso. Aproxime-se das pessoas na sua vida e faça atividades que tornem essa situação terrível um pouco melhor para cada um de vocês. Permaneçam unidos. A vontade de se isolar será intensa em alguns momentos, mas não ceda a ela por muito tempo.

O movimento muda a química do cérebro

Quando o mundo lhe der uma rasteira e tudo mudar, seu corpo entrará no modo luta ou fuga sempre que você se lembrar do que aconteceu e encarar um futuro diferente daquele que imaginava. O vazio e a tristeza profunda sabotarão suas tentativas de seguir com a rotina.

Muitas das pessoas com quem trabalhei ao longo dos anos e que passaram pelo luto dizem que atividades físicas foram essenciais para elas cuidarem da própria saúde mental. Pesquisas confirmam isso e sabemos que qualquer forma de exercício que aumente a frequência cardíaca, a intensidade da respiração e o uso dos músculos tem um impacto considerável na química do cérebro.³ Após alguns minutos de exercício, recebemos uma onda de adrenalina e dopamina que gera mais energia e combate o cansaço que frequentemente acompanha o luto. Após vinte minutos, uma mistura de endorfinas e endocanabinoides comprovadamente aumenta o otimismo, o prazer e a conexão com os outros. No luto, esses três elementos precisam do máximo de ajuda possível.

Seja qual for a atividade física escolhida, a prática coletiva faz com que o cérebro sinta essa proximidade e aumente a sensação de pertencimento e confiança, diminuindo a solidão. Mas não pense que é necessário se comprometer com algo radical quando você mal consegue sair de casa há semanas. Pequenos passos, administráveis e divertidos, têm uma maior chance de ser mantidos e aproveitados a longo prazo. Então se disponha a se exercitar do jeito que seja mais adequado à sua vida.

Aprendizados

- Não importa o que você esteja sentindo, apenas sinta. Pare de pensar no que você deveria sentir e por quanto tempo.
- Não há problema algum em encontrar maneiras de se distrair das emoções intensas e interromper a dor, mesmo que por um breve instante.
- Não caia na tentação de descontar seu sofrimento em si mesmo ou nas pessoas que só querem o seu bem. Não importa se você faz isso porque está sofrendo ou evitando sofrer; descontar sua dor nos outros transforma uma situação já terrível em algo insuportável.
- O luto não é apenas uma experiência da mente, mas também do corpo. Alguma forma de atividade física pode ser essencial para reconstruir e reforçar sua saúde mental após a perda de um ente querido. Você não precisa seguir uma rotina formal de exercícios. Caminhar na natureza ou nadar despretensiosamente com um amigo já fazem muita diferença.

- Quando se trata do luto, os vínculos são fundamentais. Sem dúvida, você sentirá vontade de se isolar, mas tome o cuidado de não permanecer assim por muito tempo. Ofereça apoio e se permita ser ajudado pelas pessoas ao seu redor.
- Não há problema algum em buscar maneiras de se reconectar com a pessoa que já partiu, especialmente por meio de objetos especiais que despertem lembranças ou de lugares em que você sinta a presença dela.

"Descontar o sofrimento em si mesmo não conserta o passado, apenas piora o futuro."

Para você ler quando...
Dra. Julie Smith

CAPÍTULO 23

Quando tudo perder o sentido

"Até a noite mais sombria chegará ao fim, e o sol nascerá."
— Victor Hugo, *Os miseráveis*

Minha carta para você

Quando levamos muitos golpes duros num breve intervalo de tempo e todos os nossos esforços parecem inúteis, podemos começar a questionar o propósito de tudo. A vida parece perder o sentido. Tarefas básicas se tornam mais trabalhosas do que deveriam ser. Esquecemos a alegria por trás do esforço e questionamos o propósito de cada tarefa antes de nos comprometermos com ela.

Essa é uma das experiências humanas mais comuns, apesar de perigosa. A depressão avança rápido numa mente que perde o senso de propósito.[1] Mas não podemos ficar parados; é possível mudar de atitude. A sensação de que tudo é inútil não reflete uma vida sem valor, apenas indica que precisamos fazer uma reavaliação e pôr a mão na massa. Não espere que o sentido da vida caia no seu colo. Ele vai se revelando por meio de ações e esforços e na maneira como reagimos a cada desafio. Mesmo esse momento sombrio pelo qual você está passando agora, questionando o sentido de tudo, tem um propósito. Então sua nova missão é encontrar o caminho de volta, encontrar uma saída dessa tristeza, para que você enxergue melhor o quadro geral. No processo, você descobrirá uma força que nunca testemunhou antes e, em tempos melhores, se sentirá imbatível ao pensar nas adversidades que conseguiu enfrentar.

A ideia é tornar o sofrimento útil. A vida é difícil e demanda muito esforço. Quando direcionamos esse esforço para uma contribuição que vai além de nós, vivemos de acordo com a natureza humana. Observe como as pessoas parecem mais vivas quando têm a oportunidade de deixar sua marca no mundo e ajudar o próximo. Ao fazermos isso, enxergamos como tudo o que fazemos tem valor. Só que o movimento precisa acontecer primeiro. Se você não começar a se mover, a depressão o dominará. Quando as coisas perderem o sentido, assuma um papel que leve a vida a valer a pena. Se você estiver disposto a definir o próprio caminho, o próximo capítulo da sua vida forjará quem você é.

Antes de tudo é preciso acreditar que isso mudará sua vida para melhor. Às vezes, quando nos sentimos murchando, perdemos de vista todas as glórias que nos aguardam. Sentimos uma pressão imensa que faz com que qualquer esforço seja um trabalho árduo. Quando a mente começa a afundar dessa maneira e a confusão impera, a única coisa que nos resta é aguentar firme. Comece a nadar contra a corrente que puxa você para baixo. Sua atual incapacidade de visualizar um futuro melhor só mostra as limitações da sua imaginação.

Estar vivo não é um fardo sem sentido. É uma chance, uma oportunidade de se mostrar útil em um mundo que tem uma infinidade de problemas que você pode amenizar. Então assuma a responsabilidade de se tornar sua melhor versão para conseguir deixar as coisas um pouco melhores do que estavam quando você chegou aqui.

🔧 Ferramentas para usar em tempo real

Se você estiver sendo assolado há algum tempo pela sensação de que nada faz sentido, não leia rápido estas ferramentas, mas transforme cada uma delas num plano de ação concreto. Você precisa enfrentar uma batalha, e este livro não fará o trabalho sozinho. Você precisa tomar atitudes. Já trabalhei com muita gente dominada pelos sentimentos de desesperança e impotência e sei que você precisa parar de remoer as coisas agora. Não se trata de reprimir sentimentos, mas de olhar para a frente. O que quero dizer é o seguinte: aceite o que você estiver sentindo agora, mas não pense que seu pessimismo momentâneo significa que sua vida não tem sentido.

Um pequeno passo

Se você achar que nada que fizer fará diferença, certamente será desanimado por essa narrativa. Ninguém progride com esse tipo de crença; na verdade, muitos definham. É importante questionar esse pensamento levando em consideração tudo o que está em jogo. E a única maneira de encontrar uma resposta é tentando. Faça algo útil, importante, e veja se isso mostra que você estava errado a respeito de si. Veja se você é capaz de dar um pequeno passo para melhorar a situação atual. O que você está fazendo agora que só piora as coisas? É muito possível que uma dessas atitudes seja questionar o sentido de tudo. Então se esforce para encontrar algo que pareça mais significativo que essa ruminação. Você não está tentando se convencer de nada em que ainda não acredite. Simplesmente está investigando, em busca da verdade.

Se não souber por onde começar, tudo bem. Ninguém sabe. Apenas comece. Distraia-se da maneira que puder. Comece com passos tão pequenos que cheguem a ser ridículos. Porque assim você não poderá mais se convencer de que progredir é impossível. Você não precisa mirar um futuro muito distante. Permaneça no momento presente. Depois que o primeiro passo for dado, você já terá contabilizado um sucesso, um sinal de que tem mais a oferecer além de ficar remoendo as questões da vida. Um pequeno passo leva a outro, e a outro, e assim você vai colhendo os frutos enquanto segue em frente.

Contribua

Nada abre mais nossos olhos para o sentido da vida do que o instinto tão humano de nos conectarmos com as pessoas e ajudarmos uns aos outros. Se você estiver questionando o sentido de tudo, tenho quase certeza de que se sente distante das pessoas ao seu redor ou não está interagindo com elas de acordo com seus valores.

Quando nos sentimos isolados e achamos que não fazemos uma diferença significativa na vida de ninguém, começamos a nos sentir invisíveis. Mas estamos mais conectados do que pensamos. Cada pessoa que cruza seu caminho é afetada por você. Ela é beneficiada por seus esforços ou prejudicada por sua inação. Sem perceber, ela sofre as consequências quando você não se cuida e deixa de oferecer seus talentos para o mundo.

Quando estiver se sentindo insignificante, o melhor antídoto é olhar para fora e encontrar um jeito de melhorar a vida de outra pessoa. Há muitas oportunidades de fazer isso por aí. Aceite até as menores chances de ajudar alguém de alguma forma. Descobrir que somos capazes de amenizar o sofrimento alheio ou de aprimorar o mundo, ainda que só um pouquinho, faz uma diferença que a ruminação jamais poderia fazer. Sua contribuição não precisa ser ousada nem grandiosa, desde que seja positiva.

Quando tudo parece sem sentido, nossa mente procura motivos para não tentar. *Não vai dar certo, nada mudará o modo como me sinto, nada que eu faço importa.* Dar ouvidos a esses pensamentos só levará você por um caminho sombrio, solitário, que enche a vida de desespero e tristeza. Assim, quando achar que a pequena contribuição que você está prestes a fazer é inútil e uma perda de tempo, não se apegue a esse pensamento e decida descobrir por conta própria.

Mexa-se para melhorar seu humor

Quando se sentir sem esperanças ou impotente em relação à vida, não contemple questões impossíveis de serem respondidas. O foco deve estar nas coisas que possam tornar sua vida melhor e que mudem seu humor. Sem dúvida, uma das maneiras mais poderosas de fazer isso é movimentando o corpo.² Não importa se você prefere caminhar, nadar, subir em árvores, limpar a casa: tudo isso faz diferença. Pratique uma atividade física todos os dias. Melhor ainda se puder fazer isso ao ar livre ou na companhia de outras pessoas. Tente fazer atividades lúdicas, simplesmente porque parecem divertidas. Também se dedique um pouco a tarefas que mostrem resultados palpáveis, como limpar o banheiro, cortar a grama ou arrumar a casa. Terminar essas tarefas é estimulante, pois é um indício de progresso, enquanto o esforço físico melhora o humor e combate a ruminação.

Se sua apatia estiver associada a depressão, e especialmente se você estiver socialmente isolado, recomendo fortemente que busque ajuda profissional.

Estabeleça vínculos para abrir sua mente

Não sofra sozinho. São nossas conexões com as pessoas ao redor que agregam significado à vida. Passar algum tempo com outras pessoas ajuda a mudar perspectivas que podem se tornar distorcidas pelo isolamento. Então compartilhar sua situação com alguém de confiança pode ser um primeiro passo para normalizar seus sentimentos ao mesmo tempo que permite que você enxergue um futuro melhor. Quando você se conectar com as pessoas importantes na sua vida, não vai demorar muito para enxergar as necessidades que o cercam e para entender que os outros podem se beneficiar da sua ajuda. Todo mundo está lidando com problemas, e seus entes queridos ficarão gratos de terem você ao lado deles enquanto enfrentam os próprios desafios.

Caso você esteja se sentindo isolado das outras pessoas e relutante em pedir ajuda, saiba que há outras opções. Dependendo de onde você more e dos recursos disponíveis, talvez seja possível contar com a orientação do seu médico ou encontrar instituições de caridade e serviços de apoio. Você também pode se conectar com as pessoas da sua comunidade aos poucos, no seu ritmo. Tente puxar papo com alguém no ponto de ônibus ou na fila do supermercado, ou apenas cumprimente um vizinho na rua. Essas interações breves, mas regulares, podem ser uma ótima maneira de praticar sua confiança caso esteja se sentindo isolado.

Faça uma reavaliação

Depois de usar essas ferramentas para melhorar seu humor e seu estado emocional e se comprometer com uma rotina mais positiva, tire um momento para reavaliar as coisas. É provável que você agora esteja mais apto a pensar com clareza no que o deixou vulnerável. Reflita sobre o que tem contribuído para seu desânimo ao longo do tempo, sejam eventos da vida, sejam as escolhas que você estava fazendo. Essa reflexão pode lhe proporcionar um senso de direção. Talvez seja necessário fazer pequenas ou grandes mudanças. Determine alguns objetivos de curto e de longo prazos que o ajudem a enxergar um caminho. Reveja seus valores para garantir que seus objetivos se baseiem nas questões mais importantes para sua vida agora.

Só você é capaz de tomar essas decisões por si mesmo, então certifique-se de realizar essa tarefa quando estiver pensando com clareza e determinado a fazer o melhor por si mesmo.

Aprendizados

- Achar que a vida perdeu o sentido é uma das experiências humanas mais comuns, apesar de perigosa. A depressão avança rápido numa mente que perde o senso de propósito. Mas não podemos ficar parados; é possível mudar de atitude.
- A sensação de que tudo é inútil não reflete uma vida sem valor, apenas indica que precisamos fazer uma reavaliação e pôr a mão na massa. Não espere que o sentido da vida caia no seu colo. Ele vai se revelando por meio de ações e esforços e na maneira como reagimos a cada desafio.
- A ideia é tornar o sofrimento útil. A vida é difícil e demanda muito esforço. Quando direcionamos esse esforço para uma contribuição que vai além de nós, vivemos de acordo com a natureza humana. Observe como as pessoas parecem mais vivas quando têm a oportunidade de deixar sua marca no mundo e ajudar o próximo.

- Aceite o que você estiver sentindo agora, mas não pense que seu pessimismo momentâneo significa que sua vida não tem sentido.
- Não sofra sozinho. São nossas conexões com as pessoas ao redor que agregam significado à vida. Passar algum tempo com outras pessoas ajuda a mudar perspectivas que podem se tornar distorcidas pelo isolamento.
- Nada abre mais nossos olhos para o sentido da vida do que o instinto tão humano de nos conectarmos com as pessoas e ajudar uns aos outros.

"Sua contribuição não precisa ser ousada nem grandiosa, desde que seja positiva."

Para você ler quando...
Dra. Julie Smith

CAPÍTULO 24

Quando você se sentir um impostor

"Não sou escritor. Estou enganando a mim mesmo e outras pessoas."
— John Steinbeck, *Working Days*

Minha carta para você

Se você estiver imaginando se é capaz de enfrentar uma situação muito desafiadora, saiba que isso é melhor do que você imagina. Todo mundo se sente uma espécie de impostor enquanto encara os obstáculos para crescer na vida. Na nossa jornada, nos cercamos de pessoas com quem possamos aprender e imediatamente nos sentimos intimidados por tamanhas inteligência e competência. É aí que, quase por reflexo, começamos a nos sentir inadequados. Ignoramos o potencial que outras pessoas enxergam em nós. Como se não bastasse, conhecemos muito bem todos os nossos defeitos e limitações, ao passo que não enxergamos as fraquezas dos outros.

Quanto mais compararmos nosso status de iniciante com a maestria de pessoas mais experientes, mais acreditaremos que nunca seremos tão talentosos ou bem-sucedidos. Pensaremos que só chegamos aqui por um golpe de sorte. Como podemos seguir em frente, se estamos certos de que o primeiro desafio comprovará que não somos bons o bastante e nunca seremos?

O que aumenta nosso sofrimento é a ilusão de que só nós nos sentimos ridículos assim. Ao entrarmos no que parece ser um campo de batalha, o tempo todo prevendo alguma humilhação, temos a impressão de que nos sentimos inseguros porque estamos sonhando alto demais, dando um passo maior que a perna. Nem por um instante imaginamos que todos os outros seres humanos que passaram por uma situação semelhante se sentiram da mesma maneira, ou que eles também começaram por baixo e foram crescendo, lidando com todas as falhas humanas comuns.

Nesses momentos, costumamos perder completamente a noção de como desejamos nos mostrar para o mundo. Evitamos a humilhação a todo custo, e o efeito colateral geralmente é o arrependimento. Tendemos a inventar desculpas, abandonar o desafio ou nos apegar ao perfeccionismo. Mas você não é um passageiro indefeso nessa jornada. Você é o piloto. Você poderia ter desistido, mas não fez isso, o que é motivo de orgulho.

É claro que o medo está presente. Ele aparece sempre que percebemos que poderíamos ser mais do que somos hoje, sempre que temos a oportunidade de ultrapassar o que pensávamos ser nossos limites. E quando o medo temporariamente ameaça embaçar nossa visão, como lágrimas marejando os olhos, esquecemos que, embora a missão seja muito difícil, somos nós que estamos no controle.

Não estou dizendo, no entanto, que suas inseguranças são irracionais. No começo da maioria das empreitadas, você provavelmente não será bom o bastante. Mas isso não vai ameaçá-lo se você enxergar o poder que tem de melhorar com esforço. Essa autocrítica pode lhe indicar onde você deve canalizar seu aprendizado. É algo que o impulsiona para a frente. Não há problema algum em não ser bom o bastante por enquanto, porque você se esforçará para progredir.

O medo e a insegurança são a resistência a ser combatida, não um motivo para parar. Na verdade, são o motivo pelo qual você ain-

> da está aqui. Sem resistência, estamos sobre águas paradas. A dificuldade é um sinal de trabalho e progresso.
>
> E se você fracassar? E se passar vergonha? Bem, nesse caso você aprenderá a dolorosa lição de que é capaz de sobreviver ao fracasso e se reerguer. Aprenderá também que a maioria das catástrofes criadas pela sua mente, no fim das contas, não se realizam.

Ferramentas para usar em tempo real

É importante lembrar que se sentir um impostor faz parte da experiência humana. Ninguém escapa dessa sensação. Na verdade, diversas pessoas no topo da carreira, que parecem imbatíveis e perfeitas, provavelmente passaram muitas vezes por isso. Elas tiveram que superar a insegurança para chegar aonde estão.

A insegurança só se torna um problema quando não estamos dispostos a aceitá-la e agir em sua presença. As ferramentas a seguir, portanto, não têm o propósito de acabar com esse sentimento. Isso vai acontecer naturalmente, à medida que você progredir. O importante é que você tenha recursos para não esmorecer enquanto estiver fazendo o possível para ultrapassar seus limites imaginários.

Identifique os pensamentos distorcidos

As emoções refletem as tentativas do nosso cérebro de atribuir sentido às coisas. Então, quando se sentir vulnerável ou estressado, você pensará numa narrativa que seja adequada a essas sensações. Não permita que a insegurança corra solta, levando você a pensar que é uma fraude, que não merece o espaço conquistado, que será desmascarado e humilhado por alguém. Esses pensamentos distorcidos só aumentam o medo, mas, com a prática, fica mais fácil identificá-los.

Quando nos sentimos impostores, notamos que nossos pensamentos tendem a se concentrar numa aparente incompetência e, especificamente, em como outras pessoas julgam essa incompetência. É um ótimo momento para nos lembrarmos do efeito do holofote.[1] Todos os seres humanos exageram ao pensar em quão negativamente são julgados. Na verdade, segundo as pesquisas sobre o tema, a única ocasião em que as pessoas tendem a fazer uma avaliação correta é quando estão se apresentando no palco. Então entender que esse fenômeno acontece pode ser muito útil na vida real. Lembre que se trata de uma característica humana que pode gerar uma inibição desproporcional. A menos que esteja se apresentando num palco ou passando por um teste, você não estará sendo tão julgado quanto imagina. E você não precisa ficar pensando o tempo todo na sua insegurança. Você dará menos atenção a ela quando reconhecer que seus receios são infundados.

Outra tendência comum é a personalização. Atribuímos todos os nossos erros durante o processo de aprendizagem às nossas falhas supostamente permanentes. Erros cometidos por outras pessoas são vistos de maneira mais justa, no contexto de todas as dificuldades que surgem pelo caminho, indicando aprendizado e progresso. Nossos erros, por outro lado, causam vergonha e vontade de desistir de tudo. Assim, quando notar que está tendo pensamentos personalizados, entenda que você está distorcendo os fatos e ofereça a si mesmo um contra-argumento mais realista.

Honestidade

Quando nos sentimos uma fraude, a última coisa que devemos fazer é confirmar esse medo com nosso comportamento. O medo nos induzirá a esconder nossas limitações e mentir sobre nossas competências; assim continuaremos fingindo que somos capazes de acompanhar o ritmo. Não ceda à tentação de fazer isso. Se você for honesto sobre sua inexperiência e sua disposição de aprender e fazer um bom trabalho no futuro, poucas pessoas o julgarão por isso. Na verdade, elas provavelmente o respeitarão e terão mais confiança em você. Pessoas com mais experiência costumam julgar apenas aqueles que negam os próprios defeitos e alegam saber mais do que realmente sabem. A maioria das pessoas não julga quando alguém admite que ainda tem muito a aprender e vai em busca desse aprendizado.

Então seja proativo e declare-se um trabalho em progresso. Em geral, ser um eterno aprendiz significa sentir-se um pouco aquém do esperado com certa frequência. Isso reflete seu estilo de vida, não sua capacidade.

Autorrespeito acima da autoestima

Boa parte dos conselhos oferecidos na internet sobre a síndrome do impostor parte do princípio de que precisamos aumentar nossa autoestima. Mas essa abordagem não é útil. Ela sugere que você está errado em se ver como um iniciante humilde e talvez vulnerável e que, contanto que você se sinta bem consigo mesmo, o mundo acreditará no seu potencial.

Só que, ao contrário do que tem sido propagado ao longo dos anos, a autoestima não é necessariamente o caminho para a felicidade.[2] Ela pode estar associada a narcisismo, raiva, agressividade e bullying, além de valores como materialismo, vaidade, dinheiro e fama, acima de família e comunidade.

Um ego inflado não é útil para nós nem para as pessoas que amamos. Uma autoimagem precisa e justa, encarada com o mesmo respeito que ofereceríamos a qualquer pessoa querida, é bem mais valiosa. Isso significa se enxergar como uma pessoa importante, que tem o direito de existir assim como todo mundo, e aceitar que você é um ser em evolução, que valoriza o trabalho duro. Então aceite que você é apenas um ser humano com muito a aprender pelo caminho. Ao mesmo tempo, comprometa-se a aprender e a melhorar cada vez mais com o objetivo de deixar sua valiosa contribuição para o mundo.

Não faça comparações injustas

Não compare o seu começo com a metade da jornada de outros. Quando deparar com pessoas que já chegaram mais longe que você, em vez de se comparar criticamente, prefira se sentir inspirado. Como elas chegaram lá? O que você pode aprender com elas?

Se todo mundo ao seu redor parece mais inteligente ou mais competente que você, isso significa que você é um grande sortudo. É você quem poderá fazer o maior progresso. Não chegue a lugar algum querendo apenas competir. Enxergue o panorama geral da sua vida. Chegue querendo absorver todo o aprendizado possível e agregar o máximo de valor pelo caminho.

Aprendizados

- Quando estiver encarando um novo desafio, saiba que se sentir um impostor é parte natural do processo. Esse sentimento destaca tudo o que você ainda tem a aprender e conquistar.
- Tome cuidado com o raciocínio emocional. Sentir-se uma fraude não significa que você seja uma. Você pode escolher ser sincero sobre sua inexperiência, comprometendo-se a aprender e ao mesmo tempo agregando valor durante a jornada.
- Em vez de se comparar com pessoas que já chegaram mais longe que você, encare-as como fontes de inspiração e aprendizado. Caso esteja se sentindo a pessoa mais inexperiente do grupo, então você terá mais oportunidades de evoluir do que todas as outras. Essa situação não é ruim; é ótima, na verdade.
- Você não precisa ter uma autoimagem positiva o tempo todo. Prefira pensar de maneira sincera e respeitosa sobre si mesmo, desejando tudo de melhor para o seu futuro. Além disso, mude seu foco para o mundo lá fora e se esforce para oferecer contribuições valiosas. Passar o tempo todo se avaliando não faz bem à saúde mental.

"Declare-se um trabalho
em progresso."

*Para você ler
quando...*
Dra. Julie Smith

CAPÍTULO 25

Quando você se arrepender de algo que fez

"Sob hipótese alguma remoa seus erros. Ninguém fica limpo chafurdando na lama."
— Aldous Huxley, *Admirável mundo novo*[1]

Minha carta para você

Você olha o passado e se arrepende de ter tomado atitudes que não refletem a vida que você quer viver hoje? Bem-vindo à experiência humana. A dura verdade é que nossos erros ensinam tanto sobre a pessoa que desejamos ser quanto nossos acertos. Sentimentos de culpa, arrependimento e remorso são um sinal de que há algo a ser aprendido.

Mas você permanecerá empacado se achar que deveria ter sabido no passado o que sabe agora, que deveria ter entendido a lição antes de aprendê-la. Ou então se perderá na fantasia de que deveria ter sido perfeito desde o começo para ser aceito e amado; de que erros são, por algum motivo, uma prova de que você não merece nada. Talvez você até coloque o mundo em si num pedestal, especialmente se tiver aprendido que basta fazer tudo certo para a vida ser perfeita.

Dói aceitar que a vida cobra um preço por cada vitória. Engana-se quem pensa que é preciso acertar sempre para que tudo dê certo e não haja arrependimentos. Toda escolha tem um custo, mesmo quando é a escolha correta. Conseguimos conviver com alguns desses custos, mas outros passam anos nos atormentando.

Não pretendo convencer você a abandonar o arrependimento. Seu arrependimento não é um problema, mas sua reação a ele pode ser. Emoções tentam refletir o que está acontecendo, então seu primeiro passo deve ser questionar se seus sentimentos são justificáveis. Caso você tenda a se questionar o tempo todo e remoer tudo o que possa estar errado nas suas decisões, então talvez o arrependimento seja um sintoma desse padrão destrutivo. Se esse for o caso, reveja o Capítulo 5, que trata do sentimento de culpa. Entretanto, se você tiver cometido um erro de fato e sentir remorso, então esse sentimento pode ser uma força propulsora em sua vida, caso você tenha coragem de analisá-lo de perto.

Há coisas que apenas a adversidade ensina.[2] Então permita que ela faça isso. Esteja disposto a encarar aquilo que você mais deseja evitar não como fonte de autodepreciação, mas de sabedoria.

Na vida, escolher o caminho certo envolve não apenas descobrir novos rumos mas também deparar com becos sem saída. Ninguém cresce imaginando todos os erros que cometerá, mas dar passos em falso nos ensina a caminhar melhor. Enxergar cada obstáculo como uma lição aprendida é abrir o mapa da mente que mostra a direção que precisamos seguir. Então, em vez de mergulhar no remorso e na desesperança, recalcule a rota e siga em frente.

Você tem o poder de transformar arrependimento em progresso, mas para isso precisa resistir à tentação de medir seu valor à luz dos seus erros. Se parar de prestar atenção na culpa, você poderá se tornar uma pessoa muito diferente de quem está tentando ser agora. Então aceite o sentimento e reconheça o valor dele. A culpa tem o incrível poder de nos ajudar a fazer uma pausa em momentos de crise.[3] Ao contrário do que muitos pensam, prestar atenção na culpa não é um sinal de fraqueza; isso exige coragem de reconhecer quando estamos seguindo na direção errada e nos afastando da pessoa que desejamos ser. A culpa, portanto, não passa de outra emoção que sinaliza um possível problema, ainda mais quando não estamos vivendo de acordo com nossos valores.

Ferramentas para usar em tempo real

Algumas pessoas reprimem os sentimentos de remorso e culpa, recusando-se a aceitá-los. Outras passam anos sendo dominadas por eles. Em algum ponto entre os dois extremos está um lugar em que podemos encará-los com curiosidade, aproveitando o que for útil e descartando o que não for. Fazer isso nem sempre é fácil. É preciso ter coragem e disciplina para olhar onde erramos sem nos recriminar de maneira destrutiva. Esse assunto renderia muitos livros, mas aqui vão algumas ferramentas cruciais para começar.

Pare de se remoer

Todos nós tomamos decisões que nos causam culpa ou vergonha em algum momento. Quem fica se remoendo – pensando sem parar nos próprios erros – acaba destruindo sua autoestima e tendo dificuldade para seguir em frente. Quando estamos mergulhados na vergonha, não conseguimos pensar com clareza, que dirá aprender algo. Ficamos tão imersos na autopunição que acabamos não fazendo as coisas que poderiam reparar o estrago, promover uma reconciliação ou ensinar algo útil para o futuro.

Remoer os pensamentos mais dolorosos e destrutivos sobre o passado não nos ajuda, pelo contrário. O tempo que passamos nos recriminando poderia ser usado para resolver as coisas. Caso você tenha cometido um erro e minimizado o estrago que ele causou, extraia o aprendizado possível e deixe a culpa para trás. A ruminação nos prende num ciclo de querer mudar o passado. Só que, se prestarmos atenção no presente, poderemos mudar o futuro. Todo grande erro é um catalisador de mudanças importantes.

Quando perceber que está remoendo alguma coisa, pare imediatamente. Tente adotar uma perspectiva mais produtiva para melhorar a situação ou, se ainda não estiver pronto para isso, tome uma atitude que traga seu foco de volta ao presente.

Isso significa praticar a atenção plena nos momentos em que mais precisar. O mindfulness ajudará você a notar e interromper a ruminação com mais facilidade no futuro. Se, no entanto, for preciso parar de remoer as coisas agora, escolha qualquer atividade em que consiga se concentrar de modo a quebrar o ciclo de ruminação.

Tome providências para resolver as coisas

Caso tenha certeza de que a culpa é justificada e proporcional à situação, não tente esquecê-la ou ignorá-la. Para superarmos a culpa, precisamos tomar atitudes que nos levem na direção almejada: atitudes que mostrem que você tem valor apesar dos seus erros; que restaurem um relacionamento abalado ou favoreçam novas relações mais saudáveis.

Livrar-se da culpa é muito mais difícil quando você não consegue ou não sabe se desculpar, especialmente quando os danos não são tão graves a ponto de exigirem uma retratação formal. É importante pedir desculpas, mas fazer isso nem sempre é suficiente para a reconciliação. É preciso também que o pedido seja acompanhado de uma mudança clara de comportamento que prove à outra pessoa que você está arrependido.

Se o pedido de desculpas não sair do jeito certo ou parecer forçado, a outra pessoa provavelmente ficará desconfiada e não vai acreditar que as coisas mudarão, o que pode causar novas desavenças. Então vejamos como pedir desculpas da melhor maneira possível.

Pesquisadores identificaram seis componentes que contribuem para um pedido de desculpas eficiente.[4]

1. **Demonstre arrependimento pelo que aconteceu**
   Seja claro sobre o que houve e sobre quão arrependido você de fato está. Talvez não haja um consenso sobre quem foi o culpado, mas assumir a responsabilidade total pelo próprio comportamento (mesmo quando você acredita estar certo) faz toda a diferença. Tendemos a justificar nossos erros ou transgressões jogando a culpa na outra pessoa ou nas circunstâncias, então é preciso ter coragem para assumir a responsabilidade independentemente dos fatores que tenham causado o problema. Isso não nos enfraquece, pelo contrário: mostra que temos decência, coragem e autodeterminação. A outra pessoa precisa saber que aquela situação não vai se repetir. Fazer isso não é fácil, mas é crucial.

2. **Diga "Desculpe"**
   Essa palavra não nos diminui, especialmente se fomos nós que erramos. Ela nos ajuda a nos reconciliar com as pessoas que amamos quando cometemos um erro ou as prejudicamos de alguma maneira. Não pule este item. Saiba que dizer "Desculpe" faz toda a diferença.

3. **Peça perdão com sinceridade**
   Só podemos pedir perdão à outra pessoa se assumirmos a total responsabilidade por nossos erros e pelos impactos que eles causaram. Fazer isso é desconfortável e difícil para muitos de nós, mas sem essa responsabilização parece que estamos pedindo que nossas falhas sejam ignoradas. Se o dano causado à outra pessoa tiver sido muito profundo, deixe claro que você entende que o perdão é um processo. Explique que seu pedido de desculpas é sincero, mesmo que você não possa ser perdoado.

4. **Reconheça os sentimentos da outra pessoa**
   Quando magoamos alguém, normalmente evitamos tocar no assunto para não reabrir a ferida nem causar novas brigas. Por outro lado, evitamos desentendimentos quando validamos o que a outra pessoa está sentindo e mostramos que nos importamos com ela. A raiva costuma aparecer quando nos sentimos ignorados. Então re-

conhecer em voz alta o estrago emocional causado pelo nosso erro ajuda a diminuir bastante a intensidade dessa raiva. Também ajuda a reconstruir a confiança e o vínculo, porque é o elemento que mais parece gerar mudanças verdadeiras. Sentir que alguém está pedindo desculpas porque não suporta a ideia de ter nos machucado é muito diferente de sentir que a retratação visa apenas encerrar uma briga ou ganhar algo em troca.

Mesmo que não concorde com a opinião da outra pessoa, demonstre que você se importa, que entende os sentimentos dela e que lamenta tê-la magoado.

5. **Ofereça alguma compensação**
Se o que aconteceu foi muito injusto, talvez seja fácil oferecer alguma forma de reparação. Se você quebrou algo que pegou emprestado, peça desculpas e substitua o objeto. Nem sempre a compensação será clara, mas ofereça, se possível, porque isso sempre ajuda.

6. **Reconheça que você quebrou expectativas**
Só é possível restaurar a confiança da outra pessoa se ela acreditar que não faremos a mesma coisa de novo. Deixe claro que você costuma respeitar e seguir a regra infringida e esclareça as atitudes que pretende tomar para evitar esse comportamento no futuro.

Como se perdoar

Mesmo que a outra pessoa tenha lhe perdoado e seguido em frente, você se perdoou? Muita gente passa anos sofrendo desnecessariamente após tudo já ter sido resolvido. Sabemos que isso nos machuca e nos impede de tocar a vida, mas não conseguimos evitar. E não adianta dizer simplesmente que nos perdoamos. Então o que podemos fazer?

Um dos passos mais importantes é entender que o perdão não sugere que nossos erros foram leves ou justificáveis. Insistimos em nos sentir culpados porque achamos que o perdão envolve esquecimento, como se não nos importássemos mais com o que aconteceu. Pelo contrário, o perdão envolve assumir a total responsabilidade por nossos atos. É algo que costuma ser doloroso, ainda mais se nossas ações causaram danos que mudaram a vida de outra pessoa. Sentimos que não merecemos esse perdão, então permanecemos nos punindo sem perceber e sabotando nosso futuro.

Só que ninguém se perdoa num estalar de dedos. É um processo no qual fazemos as pazes com nosso comportamento, nos esforçamos de verdade para mudar certas coisas e acreditamos que aquilo não voltará a se repetir. Isso ameniza a tensão que a culpa causa em nossa vida. Aceite que sua natureza é falha, como a de qualquer ser humano. Quando cometer um erro, saiba que você vai se esforçar para minimizar o estrago e continuar tocando a vida da maneira mais recompensadora possível.

Aqui vão alguns passos para incluir nesse processo:

1. Quando escrevemos sobre nossas angústias, conseguimos simplificar questões que pareciam avassaladoras. Isso nos ajuda a solucionar problemas e aprender com eles. Então experimente escrever enquanto reflete sobre seus erros.[5]
2. Reserve um momento para vivenciar e expressar em palavras seus sentimentos. Tente identificar as várias emoções que surgem e perceba como elas são reforçadas pela sua perspectiva. Por exemplo, talvez você tenha expectativas irreais sobre si mesmo ou acredite que comportamentos específicos definem quem você é e o que merece na vida.
3. Experimente escrever sobre o que aconteceu e depois revise o texto, removendo qualquer tipo de julgamento. Por exemplo, talvez você perceba que acrescentou muitas desculpas ou explicações. Quando estiver lidando com a culpa, é mais provável que você acrescente julgamentos negativos sobre si mesmo ou enfatize demais os danos que causou. Tente remover isso tudo e descrever apenas os fatos.
4. Pense nas várias circunstâncias que o induziram ao erro. Não se trata de dar desculpas, mas de compreender como você chegou àquele ponto. Na verdade, significa se responsabilizar tanto pelo passado quanto pelo futuro, porque, se você entender as causas que o levaram àquela situação, então estará bem mais preparado para

evitá-la no futuro. Isso também promove a compaixão necessária para você não se recriminar mais. Partir do princípio de que você cometeu aquele erro porque é uma pessoa ruim não ajuda em nada nem motiva você a melhorar. Em vez disso, reconheça que todo ser humano é falho, mas aprende ao longo da vida. Isso gera resultados muito melhores para você e para as pessoas que você ama. Então não pule esta parte. Se você nunca teve a intenção de magoar ninguém, diga isso com todas as letras. Responsabilize-se pelos seus atos sem abalar sua autoestima. É isso que você gostaria que seus entes queridos fizessem se estivessem no seu lugar.
5. Seja claro sobre tudo o que você aprendeu com aquela experiência. Que insights teve sobre sua vida? Como pretende evitar erros semelhantes no futuro?
6. Redima-se. Dependendo da situação, isso pode envolver um pedido sincero de desculpas, a restituição de algo perdido e a reconstrução da confiança. Apesar do foco na outra pessoa, essa atitude também favorece o autoperdão. Quando fazemos planos e os seguimos, começamos a recuperar a confiança em nós mesmos. Atos são ferramentas poderosas para cultivar a confiança aos poucos e, portanto, aliviar a culpa e a vergonha que sentimos. A única maneira de nos recuperarmos de um passado ruim é construindo um futuro melhor.
7. Praticar tudo isso uma única vez não fará com que a culpa desapareça num passe de mágica. Mas agora você sabe o que fazer sempre que a culpa surgir. Use essa sabedoria para enxergar a realidade além do remorso.
8. Dependendo do que aconteceu e da intensidade dos danos que isso continua causando na sua vida, talvez seja interessante procurar ajuda profissional durante esse processo, pelo menos no início.

Aprendizados

- A dura verdade é que nossos erros ensinam tanto sobre a pessoa que desejamos ser quanto nossos acertos. Sentimentos de culpa, arrependimento e remorso são um sinal de que há algo a ser aprendido.
- Seu arrependimento não é um problema, mas sua reação a ele pode ser. Emoções tentam refletir o que está acontecendo, então seu primeiro passo deve ser questionar se seus sentimentos são justificáveis. Caso você tenda a se avaliar o tempo todo e remoer tudo o que possa estar errado nas suas decisões, então talvez o arrependimento seja um sintoma desse padrão destrutivo.
- Se você tiver cometido um erro de fato e sentir remorso, então esse sentimento pode ser uma força propulsora em sua vida, caso você tenha coragem de analisá-lo de perto.
- Há coisas que apenas a adversidade ensina. Então permita que ela faça isso. Esteja disposto a encarar aquilo que você mais deseja evitar não como fonte de autodepreciação, mas de sabedoria.
- Quem fica se remoendo – pensando sem parar nos próprios erros – acaba destruindo sua autoestima e tendo dificuldade para seguir em frente. Quando estamos mergulhados na vergonha, não conseguimos pensar com clareza, que dirá aprender alguma coisa.

"Há coisas que apenas
a adversidade ensina."

*Para você ler
quando...*
Dra. Julie Smith

CAPÍTULO 26

Quando você explodir de raiva com muita frequência

"A raiva, quando é desenfreada, costuma nos ferir mais que a ofensa que a gerou."
— Lúcio Aneu Sêneca

Minha carta para você

Quando passamos por um período em que perdemos a calma com muita frequência, costumamos mergulhar na culpa e na vergonha, o que torna ainda mais difícil voltarmos ao normal. Nada nos leva a crer que somos pessoas terríveis tanto quanto perder a calma. A raiva nos leva por um caminho que não queremos seguir e não reflete a pessoa que desejamos ser, o que nos causa muito sofrimento.

Você sabe como gostaria de tratar as pessoas que ama, mas, no calor do momento, acaba sucumbindo à raiva. Isso acontece porque ela nos inebria com a sensação de poder e a promessa de vitória.[1] A raiva faz com que você se concentre apenas na disputa à sua frente, não na imagem que gostaria de passar. Com isso, você simplesmente se deixa levar pela emoção, ferindo as pessoas com suas palavras ou ações.

Mas não precisa ser assim. Mesmo nos momentos de raiva, você pode aprender a se recompor e se concentrar em ser a melhor versão de si mesmo para não prejudicar os relacionamentos mais importantes da sua vida. De todo modo, se a raiva começar a surgir com mais frequência que o normal, isso deve ser investigado.

A única maneira de fazer isso é parando de se recriminar. Descontar a raiva em si mesmo não o ajudará a manter a calma no futuro. Caso você esteja explodindo em situações que antes costumava tolerar, essa é uma oportunidade de aprender a mostrar o melhor de si mesmo nas circunstâncias mais difíceis.

Fica mais fácil fazer isso quando entendemos que a raiva por si só não é ruim, mas uma emoção humana normal como todas as outras. Seu propósito é nos deixar prontos para nos impor e nos proteger se for necessário. A menos que a raiva o coloque em perigo – o que costuma acontecer em relacionamentos instáveis –, ela não precisa ser reprimida. Ela precisa ser ouvida, mas sem tomar conta de tudo. Não podemos deixar que a raiva nos guie porque ela quase sempre oferece um ponto de vista que ignora a perspectiva do outro. Depois que entendemos isso, enxergamos a raiva com outros olhos e escolhemos agir de outra maneira.

Pode-se dizer que a raiva é a emoção do desespero. Ela surge quando achamos que não há nenhuma outra forma de lidar com a situação. Às vezes isso acontece porque precisamos aprender a nos comunicar melhor, ou mesmo porque nossa vida está tão atribulada, e estamos tão estressados, que agimos impulsivamente em vez de pensar com cuidado em cada detalhe. Ao fim de um dia estressante, a raiva é tudo o que resta. É a parte "luta" do instinto de luta ou fuga. Num dia mais tranquilo, nossa reação seria mais comedida. Conseguiríamos lidar com a situação de um modo mais racional.

A boa notícia é que você não precisa achar que é uma pessoa ruim nem viver com essa angústia para sempre. Há muitos recursos que você pode usar para entender sua raiva e voltar a dar o melhor de si em seus relacionamentos.

🔧 Ferramentas para usar em tempo real

Tenha em mente que, apesar de a raiva ter sua utilidade, seus problemas só serão resolvidos depois que você se acalmar para tomar decisões bem pensadas. Então sua missão é entender quando a raiva o domina e o que você precisa fazer para recuperar a calma de modo a minimizar os danos.

A seguir estão algumas ferramentas em tempo real para que você possa abrir estas páginas nos momentos de raiva e se lembrar do que precisa fazer para recuperar a calma e o foco. Assim você conseguirá lidar com as coisas da maneira que deseja.

No fim do capítulo incluí também algumas ferramentas de longo prazo. Analisar o que está favorecendo a raiva na sua vida hoje será a base para você construir momentos, relacionamentos e interações melhores no futuro.

Pensar em nosso mau comportamento não é nada fácil. Na verdade, pode ser apavorante refletir sobre nossos impulsos destrutivos e sobre os danos que somos capazes de causar em momentos de fúria. Talvez você se sinta tentado a se culpar ou a aliviar o remorso jogando a culpa nos outros. Nenhuma dessas opções vai ajudá-lo. Na verdade, elas só vão dificultar seu processo de transformação. Então, à medida que for tentando entender sua tendência à raiva, lembre-se de que não importa quem foi o culpado. Você está analisando sua vida. Quanto mais entender os fatores que agravam ou aliviam sua fúria, mais rápido conseguirá voltar a ser sua melhor versão.

Acalme o corpo

Retomar a serenidade requer assumir o comando tanto do seu estado físico quanto da sua atenção. Comecemos pela parte física. A melhor maneira de abrandar a raiva e acalmar o corpo é respirando de um jeito que desacelere seu ritmo.

Para isso, existem algumas opções. Há quem goste de contar enquanto respira: "Inspire... 1, 2, 3, 4... Expire... 1, 2, 3, 4, 5..." Mas essa técnica não funciona para todo mundo. Outras pessoas preferem usar um dos muitos aplicativos disponíveis que nos auxiliam a respirar no ritmo de uma imagem na tela. A ideia é desacelerar a respiração acompanhando algo que imite seu ritmo natural nos momentos de tranquilidade. Isso pode ser feito em qualquer lugar, inclusive durante a situação que despertou sua raiva. Aqui vão algumas dicas para você começar.

💡 Experimente

- Sentado ou em pé, jogue os ombros para trás e alinhe a coluna para permitir uma inalação mais lenta e profunda.
- Caso esteja com a mandíbula comprimida e os ombros tensos, relaxe-os para liberar a tensão.
- Se possível, inale pelo nariz e exale pela boca. Não tente diminuir o ritmo à força, apenas entre naturalmente num fluxo mais tranquilo. Observe como seu corpo faz isso sozinho.
- Se quiser desacelerar mais ainda, tente contar até 3 ou 4 entre as respirações.
- Depois de passar alguns minutos nesse ritmo natural, talvez você perceba que a raiva está diminuindo também. Você começará a perceber com mais clareza a situação e os seus sentimentos.
- Mesmo após acalmar o corpo, talvez você volte a pensar na situação estressante e acabe despertando a raiva de novo. Então procure dedicar algum tempo à próxima ferramenta.

Acalme a mente

É poderoso reconhecer, mesmo internamente, que o momento atual é difícil. Enquanto você usa a respiração para acalmar seu corpo, não permita que a voz raivosa continue berrando na sua mente sobre qualquer que tenha sido a injustiça que você sofreu. Isso seria como jogar gasolina no fogo que você está tentando apagar.

Tome as rédeas desse falatório interior reconhecendo o sentimento sem deixar que ele assuma o controle. Aqui vão alguns exemplos de como fazer isso:

- "Estou passando por um momento muito difícil e faz sentido sentir raiva. Mas sei que não adianta deixar que esse sentimento me domine."
- "A raiva quase nunca resolve as coisas, mas causa muitos arrependimentos."
- "A raiva só me deixa ver meu lado, então não posso permitir que ela controle meus atos."
- "Quando eu me acalmar, vou conseguir reagir de um jeito do qual eu me orgulhe."
- "Minhas melhores decisões quase nunca surgem nesses momentos de tensão, então é melhor parar a discussão por aqui. Quando a poeira baixar, vou enxergar a melhor estratégia."
- "Esse é o sinal para eu parar um pouco e me acalmar."

Declarações como essas são bem mais úteis do que brigar consigo mesmo ou com a outra pessoa. Elas não dizem o que você deve fazer, mas mostram a direção correta. Algumas pessoas acham muito útil levar a mão ao peito enquanto repetem essas palavras. Esse toque compassivo ajuda a canalizar a atenção e fazer a mente trocar a raiva pela calma.

Você não precisa usar esses exemplos específicos. Fique à vontade para formular as próprias frases e repeti-las quando precisar recuperar o foco. O importante é usar palavras que façam sentido para você e melhorem seu estado emocional.

Pense na raiva como se ela fosse um alarme de incêndio avisando que você precisa tomar uma atitude rápida. Só que o alarme de incêndio pode ser acionado tanto por uma labareda quanto por uma torrada queimada. Algo semelhante acontece com sua raiva. Você precisa entender o que é necessário em cada situação: uma reação comedida ou uma atitude mais drástica.

Tirar o pé do acelerador por um instante para deixar a poeira baixar não significa que você deve automaticamente esquecer o que a outra pessoa lhe fez ou presumir que a perspectiva dela é aceitável. De forma alguma. Quando você parar para refletir sobre outros pontos de vista além do seu, talvez ainda chegue à conclusão de que sua raiva é justificável. Porém, com a raiva dissipada, você será capaz de usar sua indignação em benefício próprio, reagindo de acordo com os valores que deseja seguir.

Não surre o travesseiro

Apesar de muitos acharem que a raiva é uma força que precisa ser externada, socar um travesseiro em momentos de fúria não ajuda em nada se você quiser dissipar esse sentimento. Essa ideia ultrapassada, de que expressar a raiva de forma violenta e catártica dilui uma emoção que ficaria acumulada dentro de nós, já foi muito estudada. O que os pesquisadores descobriram é que essa estratégia não apenas é inútil como também pode ser nociva.[2]

Surrar um saco de pancadas enquanto pensamos em alguém só aumenta a fúria e a sede de vingança. Isso também nos torna mais propensos à agressividade. Caso seu objetivo seja sentir menos raiva no dia a dia, é essencial ampliar a perspectiva limitada que você tem quando está irritado. Enxergar o panorama geral fica bem mais fácil quando conseguimos acalmar o corpo e a mente.

Entenda o que está acontecendo

Caso você perceba que está se irritando com coisas que geralmente não o incomodavam tanto, está na hora de parar para pensar no que está acontecendo. Enxergue além dos gatilhos e observe o contexto geral da sua vida.

É importante lembrar que não estamos falando de encontrar desculpas, mas de fazer reflexões para entender de maneira mais construtiva o que está acontecendo. Quanto mais você fizer isso, mais enxergará padrões no seu comportamento. Isso, por si só, já o ajudará a ter uma atitude diferente em tempo real.

Escreva respostas para as perguntas a seguir. Isso ajudará você a enxergar melhor o contexto e entender por que a fúria tem sido mais frequente. Você verá que ignorar suas necessidades básicas e reprimir o estresse é como prender o ar embaixo d'água. Com o tempo, você voltará à tona, provavelmente quando menos esperar.

Depois que esclarecer a infinidade de fatores que influenciam sua raiva, ponha a mão na massa e identifique quais mudanças são possíveis e podem fazer diferença. Essa análise da sua vida é um trabalho preventivo que o ajuda a decidir o que precisa ser mudado. Não podemos controlar todas as fontes de estresse, mas algumas estão sob nosso controle, mesmo que seja desconfortável tomar decisões com base no próprio bem-estar. Às vezes, as decisões mais difíceis são as mais poderosas.

💡 Experimente

Tente responder a cada uma destas perguntas com objetividade antes de tirar qualquer conclusão.

O que pode estar colaborando para sua tendência ao estresse?
Quando foi a última vez que você descansou?
Quando foi a última vez que você dormiu o suficiente?
Quando foi a última vez que você se permitiu fazer algo que ama?
Quando foi a última vez que você encontrou seus amigos?
Você está sempre lutando para seguir um cronograma apertado?
Você tem se alimentado bem?
Você está carregando algum fardo mental por causa do trabalho ou da família?
Em que momentos você consegue recuperar a energia e se recompor?
Que pensamentos não saem da sua cabeça?
Quais têm sido suas preocupações ultimamente?

- Agora pense no seu último ataque de raiva e escreva o que pensou e sentiu. O que levou você a achar que a raiva era a melhor reação naquele momento? Você presumiu que a outra pessoa tinha más intenções? Você esperava que ela pensasse ou agisse de outra maneira?
- Reflita sobre o ponto de vista da outra pessoa. Ela poderia ter intenções que você não previu? Será que as motivações dela são mesmo as que você imaginou? Você não precisa acreditar em nada disso como fato. Lembre que você só está reconhecendo que suas suposições são apenas uma perspectiva possível. Você ficaria menos irritado, ou até compadecido, se a outra pessoa tivesse intenções diferentes? Quais?
- Agora esqueça um pouco a situação e pense mais na pessoa. Reflita sobre as qualidades dela que você aprecia ou até admira. Será que

aquele desentendimento estava refletindo alguma dificuldade pela qual ela está passando? Nesse caso, você sente alguma compaixão? Pense nos momentos em que você passava por dificuldades e acabou frustrando os outros sem querer.

Enquanto estiver avaliando o contexto mais amplo, anote os insights que possam ser úteis. Isso ajudará você a se sentir menos vítima de uma circunstância infeliz e mais no controle dos seus próximos passos.

Compreenda de onde saiu essa raiva

O melhor ponto de partida é avaliar suas necessidades e as circunstâncias atuais, mas se a raiva já for um problema de longa data, talvez seja necessário pensar em experiências mais antigas. Nosso cérebro está sempre usando o passado para compreender o presente. Por exemplo, se você era castigado na infância sempre que expressava sua raiva, então pode ter aprendido a reprimi-la. Talvez você esteja tentando conter esse sentimento na vida adulta, acumulando mágoa e amargura pelo caminho. Pode até parecer que está tudo bem, mas basta um pequeno desgosto para que você exploda e tenha uma reação completamente desproporcional.

Essas explosões reforçam na sua mente que a raiva é inaceitável, perigosa e motivo de vergonha. Então você evita voltar a senti-la, num ciclo que nega a existência da raiva. Você a reprime e sorri nos momentos em que precisaria se impor e estabelecer seus limites.

Caso você suspeite de que sua raiva tem sido acionada por motivos que vão além das circunstâncias atuais, talvez as ferramentas em tempo real não sejam tão úteis. Você terá que fazer um trabalho a longo prazo. Se possível, faça terapia. Um terapeuta pode ajudá-lo a explorar suas experiências passadas e a entender a influência que elas exercem nos ciclos que o aprisionam hoje.

Esse trabalho gera o distanciamento necessário para que a calma seja retomada com mais facilidade. A terapia também costuma incluir um treinamento de assertividade. Esse trabalho é essencial para evitar explosões de fúria que prejudiquem relacionamentos. Afinal, quanto mais ferramentas tivermos para nos comunicar de maneira tranquila, menos chance a raiva terá de surgir. Saberemos estabelecer nossos limites antes de eles serem ultrapassados. Esse é um assunto que renderia outro livro, mas você pode encontrar mais detalhes sobre a assertividade revisitando o Capítulo 5.

Aprendizados

- Se a raiva estiver aparecendo com muita frequência e afetando seus relacionamentos, saiba que há uma saída. Você não precisa viver à mercê desse sentimento.
- Descontar a raiva em si mesmo não o ajudará a manter a calma no futuro.
- A raiva existe para nos manter seguros, só que isso significa que ela limita nosso foco ao instinto de defesa. Isso nos impede de lidar com a situação da maneira que gostaríamos.
- A raiva é a parte "luta" do instinto de luta ou fuga. É o alarme de incêndio que visa chamar nossa atenção para questões urgentes. Mas nem sempre os problemas que a acionam são tão graves assim. É por isso que precisamos permanecer no controle. É nosso trabalho prestar atenção no que sentimos e entender o que é necessário em cada situação: uma reação comedida ou uma atitude mais drástica.
- Comunique-se de forma assertiva para não ter que recorrer à raiva. Acalme o corpo e a mente quando a irritação tentar dominá-los.
- Caso seu objetivo seja se acalmar, não soque travesseiros. Isso serve apenas para aumentar a raiva e a sede de vingança.
- Na maioria das situações, a raiva levará você a perder a razão e prejudicará ainda mais seus relacionamentos. Mas controlar a raiva não é o mesmo que baixar a cabeça. É fazer de tudo para lidar com o problema da melhor maneira possível.

"Às vezes, as decisões mais difíceis são as mais poderosas."

Para você ler quando...
Dra. Julie Smith

Anexo

Ao longo do livro compartilhei vários exercícios práticos para você usar em momentos difíceis. Mesmo que essas ferramentas tenham sido apresentadas em capítulos específicos, muitas podem ser aplicadas em variados contextos. Por isso as reuni aqui, para que seja mais fácil encontrá-las e usá-las quando for necessário.

Técnica da autocompaixão
(do Capítulo 8 – Quando você errar com seus filhos)

Trata-se de um exercício de autocontrole que pode ser usado para lidar com emoções intensas e combater pensamentos autocríticos.

Experimente

Coloque a palma de uma das mãos sobre o peito por um instante.
    Deixe a respiração acalmar, voltando ao ritmo natural.
    Sinta o calor da sua mão irradiando pelo peito.
    Permita que sua pulsação desacelere.
    Então repita as seguintes frases, em voz alta ou no silêncio da mente:
    Não é fácil.
    Estou fazendo o que posso com os recursos que tenho.

Eu me sinto mal quando erro porque me importo demais.
Mas o amor aponta para a direção certa sempre que fraquejo.

Permaneça sentado, respirando devagar, e repita as palavras que causarem mais impacto, ou encontre as próprias palavras, até sentir que está mais calmo. Esses instantes de recuperação podem ser breves: respire fundo uma vez e diga algumas palavras a si mesmo durante situações complicadas. Isso mudará o foco da sua atenção e permitirá que você siga em frente. Você também pode usar essas frases em meditações mais longas, voltadas para a autocompaixão. Para quem se interessar, disponibilizo gratuitamente algumas meditações guiadas em inglês no meu canal no YouTube.

Ferramenta de visualização para encontrar autoconfiança
(do Capítulo 14 – Quando você duvidar de si mesmo e quiser se sentir mais confiante)

Neste exercício, sugiro que anote suas respostas para consultá-las depois.

💡 Experimente

Pare por um instante e imagine que, por um milagre, você acordará amanhã se sentindo tão confiante quanto deseja. Como você saberia que isso aconteceu? Tente se concentrar menos em como você poderá se *sentir* e mais no que *faria* de modo diferente.

Como você se portaria? Como mudaria a maneira de interagir com os outros? Como lidaria com futuros desafios?

Reflita sobre essas diferenças em detalhes. Visualize a cena na sua cabeça e use-a para criar uma lista de ações.

A maioria das pessoas, ao sonhar dessa maneira, imagina que é preciso se sentir autoconfiante antes de ter coragem para fazer certas coisas. Porém, assim como acontece com a motivação, a confiança não é um sentimento que surge de antemão. Portanto, todos os itens na lista que você escreveu são ações que, na verdade, ajudarão a criar esse sentimento. Alguns parecerão mais factíveis que outros, então que tal começar por eles?

Exercício de aterramento corporal
(do Capítulo 15 – Quando você se sentir atordoado)

Use este exercício rápido para se reconectar com seu corpo e voltar ao momento presente.

💡 Experimente

Para começar, firme os pés no chão.

Observe o que mais seu corpo toca. Podem ser suas roupas, a parede ou a cadeira em que você está sentado. Apenas passe um momento analisando esse contato como se fosse a primeira vez.

Observe e descreva na sua mente as sensações que está tendo: a temperatura do chão, a textura da roupa, o peso de um objeto em suas mãos...

Agora olhe ao redor e encontre algo em que você não tenha prestado muita atenção ultimamente, talvez por não ser muito interessante, apenas um objeto pelo qual você costume passar direto. Dedique algum tempo a se familiarizar com ele, novamente observando e descrevendo o que vê na sua mente. Talvez você note como a luz se reflete nesse objeto, quais são suas cores, sombras, texturas e linhas. Que palavras você usaria para descrevê-lo?

Agora expanda sua atenção para os sons ao redor. Alguns podem vir de perto, outros talvez pareçam distantes. Você não precisa se preocupar com eles nem tentar silenciá-los; apenas os perceba e os descreva em sua mente.

Continue fazendo isso, buscando coisas que você possa tocar, ver e ouvir. É assim que usamos os sentidos para voltar ao presente quando a mente se perde em pensamentos que geram estresse e atordoamento.

Tente também combinar esta ferramenta com a autotranquilização, uma ótima técnica para tolerar níveis elevados de angústia em momentos difíceis. Para isso você também usará seus sentidos. Porém, desta vez, concentre-se nas coisas que você associa a segurança e conforto. Aqui na Inglaterra, por exemplo, consideramos aconchegante o ritual de preparar chá e tomá-lo com alguém. Então tornar esse processo mais lento, observando cada passo e prestando atenção no que vemos, ouvimos e cheiramos enquanto preparamos e servimos nossa xícara, pode ajudar a nos acalmar durante momentos de aflição. Muitas coisas têm o potencial de nos tranquilizar, como o perfume de um ente querido, uma refeição tradicional em família, fotografias de momentos felizes e músicas relaxantes. Você escolhe. O segredo é usar todos os sentidos para voltar ao momento presente e acalmar a angústia em vez de fugir dela.

Entendendo o que mais importa
(do Capítulo 17 – Quando você tiver medo de tomar a decisão errada)

É bem mais difícil tomarmos decisões quando estamos sendo puxados em direções opostas. Então é preciso saber quanto peso dar a cada uma dessas influências. Valores e prioridades mudam ao longo da vida, e é interessante revê-los quando precisamos tomar decisões importantes. Há diferentes maneiras de fazer isso, e entro em mais detalhes sobre esse assunto no meu livro anterior (veja o Capítulo 33 de *Por que ninguém me disse isso antes?*). Mas há um jeito simples de garantir que uma decisão específica se baseie no que mais importa para você neste momento da sua vida.

Experimente

Faça uma lista dos diferentes aspectos da sua vida que provavelmente serão afetados pela decisão a ser tomada. Exemplos incluem família, filhos, amizades, relacionamentos íntimos, carreira, saúde, educação, desenvolvimento pessoal, vida em sociedade e propósito.

Ao lado de cada uma dessas áreas, escreva sua resposta às seguintes perguntas:

- Para você, o que é mais importante nessa área da vida?

- Como você mais gostaria de contribuir nessa área?
- Como sua decisão afetará sua capacidade de honrar esses valores? Ela vai aproximá-lo ou afastá-lo deles?
- Como você se sentirá a respeito disso? É algo que vai melhorar ou piorar sua vida?

Dependendo da gravidade da situação que você estiver enfrentando e dos valores envolvidos, dedique o tempo necessário para pensar nessas questões. O único requisito é que você esteja disposto a ser completamente sincero consigo mesmo durante o processo. Não é tão fácil quanto parece. Muitas vezes as respostas que damos não são aquelas que queremos ouvir, ainda mais quando percebemos que a escolha a ser feita é muito difícil.

Como se convencer a mudar
(do Capítulo 17 – Quando você tiver medo de tomar a decisão errada)

Quando uma pessoa quer mudar algo na própria vida mas não consegue tomar uma atitude, ela pode avaliar os prós e os contras de determinada decisão. Ela enxerga com clareza se os benefícios compensam os custos, mas não consegue entender por que continua hesitante, sem coragem para começar. É porque sua análise simplista ignorou algo essencial.

Uma coisa que todos nós parecemos ignorar são as vantagens de não fazer nada, as recompensas que temos ao *não* tomarmos uma atitude, evitando qualquer decisão. Depois que identificamos essas recompensas, podemos ser sinceros sobre quanto custa a inércia e continuará custando pelo resto da nossa vida.

Experimente

Este é um exercício reflexivo para quando você já tiver identificado o que precisa fazer, mas está evitando dar o primeiro passo. Interprete as perguntas a seguir como estímulos.

- Quais são os benefícios de adiar essa decisão?
- O que esse adiamento permite que você evite?
- Qual é o custo disso, agora e no futuro?
- Você está disposto a viver com as consequências disso?

Como encontrar força de vontade para mudar
(do Capítulo 18 – Quando lhe faltar força de vontade)

Um erro que muitas pessoas cometem enquanto tentam encontrar força de vontade é recorrer à técnica da visualização, tão propagada na internet: imaginar que já cumpriram seu objetivo e que tudo está maravilhoso, lembrando-se de todos os motivos pelos quais desejam tomar uma atitude. Não é que essa técnica não tenha valor, mas há uma ferramenta mais potente, embora menos gentil, para nos impulsionar.

Experimente

Em primeiro lugar, precisamos ser realistas sobre duas questões:

1. As recompensas que recebemos por não começar hoje, mas que nos mantêm estagnados. Isso significa reconhecer que permanecemos numa situação desfavorável não porque seja difícil mudar, mas porque há uma forte influência para que as coisas continuem como estão. Ao escolher algo novo, podemos ter que abdicar de outra coisa.
2. As verdadeiras consequências de manter as coisas como estão. Isso envolve reconhecer que postergar a mudança também é uma escolha. Reconhecer isso nos permite encarar as consequências das nossas ações atuais em vez de enxergá-las apenas como uma escolha adiada.

Escrever respostas para as próximas perguntas pode ajudá-lo a entender as forças opostas que costumamos sentir entre a possibilidade de mudança e nossa realidade atual.

- Ao adiar sua decisão, de que você está se protegendo? Qual é o lado negativo dessa mudança que você tanto evita?
- Que vantagens ou comodidades você tem agora e perderia se tomasse a atitude necessária?
- O que você está deixando de ganhar enquanto não toma essa atitude?
- O que você perde em sua vida pessoal sempre que escolhe manter as coisas como estão?
- Se não concluir seus planos ou nem sequer começá-los, quais serão as consequências para você?
- Como isso afetará a maneira como você se enxerga?
- Como afetará as coisas mais importantes na sua vida?

Preveja os próximos desafios
(do Capítulo 18 – Quando lhe faltar força de vontade)

Às vezes sabemos que precisamos fazer mudanças positivas para nosso futuro, mas relutamos em tomar uma atitude. Temos muito a aprender com essas situações, e o vício é o exemplo mais extremo delas. No tratamento da dependência, boa parte do tempo é dedicada à prevenção de recaídas. Isso significa se preparar para dias difíceis, prever todos os possíveis obstáculos e criar um plano detalhado e concreto para lidar com isso. Sem esse planejamento desde o começo, deixamos o futuro à mercê de nossos impulsos.

Experimente

Quando algo é tão difícil a ponto de exigir força de vontade, é porque esse trabalho é um investimento que vale a pena. Faça uma lista de todas as possíveis ameaças para seu sucesso. Agora é o momento de usar a insegurança em benefício próprio. Permita que os pensamentos mais pessimistas corram soltos por um instante, sem remoê-los, sabendo que eles fazem parte de um processo mais construtivo. Estamos prestes a transformá-los num plano bem elaborado para que nenhum deles sabote seus objetivos.

Desenvolver um plano assim pode exigir algumas decisões difíceis da sua parte. Talvez você precise dizer "não" a coisas que antes valorizava e dizer "sim" a mudanças que lhe causam medo e incerteza. Em vez de esmorecer, mantenha o foco nos motivos por trás do seu objetivo. Saiba por que você quer *isso*, não outras opções.

- Quais são os obstáculos que põem em risco seu sucesso?
- Quais são os momentos, lugares ou situações que mais favorecem seus impulsos destrutivos?
- Que desculpas e justificativas você costuma usar quando tem uma recaída?

Após listar todos os possíveis obstáculos à sua frente, crie um plano de ação para lidar com cada um deles.

Esse é um processo desconfortável, mas não saber o que está por vir gera ainda mais ansiedade. Imprevistos diminuem nossa chance de sucesso. Então encare os elementos que mais ameaçam seus objetivos. Quando chegar o momento de lidar com eles, você terá um plano para não sair da linha.

Conecte-se com sua versão futura
(do Capítulo 18 – Quando lhe faltar força de vontade)

Imersa em todas as exigências cotidianas, a maioria de nós nunca tira um momento para pensar no futuro distante. Tudo parece muito longe e bem menos relevante do que as questões que precisamos enfrentar agora. Estudos mostram que, quando nos sentimos desconectados assim da nossa versão futura, ficamos mais propensos a ignorar as consequências dos nossos atos. Tendemos a ser mais impulsivos e a tomar decisões baseados em como gostaríamos de nos sentir neste instante, não com base naquilo que desejamos para o futuro.

Então, para que não precisemos lidar amanhã com as decisões impulsivas de hoje, devemos entender que a imagem do nosso eu futuro não deve ser uma versão idealizada, sem desafios. Na verdade, nossos esforços terão basicamente o mesmo peso que têm hoje em dia.

💡 Experimente

Pare por um instante, feche os olhos e se imagine pensando, daqui a uma semana ou um mês, nas decisões que está tomando hoje.

Como sua versão futura se sente sobre elas? Como afetarão seu futuro?

Em seguida, tente escrever um bilhete para sua versão futura dizendo o que você fará agora para facilitar a vida dela. O que é necessário fazer hoje para garantir que amanhã você sinta orgulho e gratidão por si mesmo e tenha motivação para seguir rumo a conquistas ainda maiores?

Acalme o corpo
(do Capítulo 26 – Quando você explodir de raiva com muita frequência)

Retomar a serenidade requer assumir o comando tanto do seu estado físico quanto da sua atenção. Comecemos pela parte física. A melhor maneira de abrandar a raiva e acalmar o corpo é respirando de um jeito que desacelere seu ritmo.

Para isso, existem algumas opções. Há quem goste de contar enquanto respira: "Inspire... 1, 2, 3, 4... Expire... 1, 2, 3, 4, 5..." Mas essa técnica não funciona para todo mundo. Outras pessoas preferem usar um dos muitos aplicativos disponíveis que nos auxiliam a respirar no ritmo de uma imagem na tela. A ideia é desacelerar a respiração acompanhando algo que imite seu ritmo natural nos momentos de tranquilidade. Isso pode ser feito em qualquer lugar, inclusive durante a situação que despertou sua raiva. Aqui vão algumas dicas para você começar.

💡 Experimente

- Sentado ou em pé, jogue os ombros para trás e alinhe a coluna para permitir uma inalação mais lenta e profunda.
- Caso esteja com a mandíbula comprimida e os ombros tensos, relaxe-os para liberar a tensão.
- Se possível, inale pelo nariz e exale pela boca. Não tente diminuir o

ritmo à força, apenas entre naturalmente num fluxo mais tranquilo. Observe como seu corpo faz isso sozinho.
- Se quiser desacelerar mais ainda, tente contar até 3 ou 4 entre as respirações.
- Depois de passar alguns minutos nesse ritmo natural, talvez você perceba que a raiva está diminuindo também. Você começará a perceber com mais clareza a situação e os seus sentimentos.
- Mesmo após acalmar o corpo, talvez você volte a pensar na situação estressante e acabe despertando a raiva de novo. Então procure dedicar algum tempo à próxima ferramenta.

Compreenda sua raiva e seu estresse
(do Capítulo 26 – Quando você explodir de raiva com muita frequência)

Caso você perceba que está se irritando com coisas que geralmente não o incomodavam tanto, está na hora de parar para pensar no que está acontecendo. Enxergue além dos gatilhos e observe o contexto geral da sua vida.

É importante lembrar que não estamos falando de encontrar desculpas, mas de fazer reflexões para entender de maneira mais construtiva o que está acontecendo. Quanto mais você fizer isso, mais enxergará padrões no seu comportamento. Isso, por si só, já o ajudará a ter uma atitude diferente em tempo real.

Escreva respostas para as perguntas a seguir. Isso ajudará você a enxergar melhor o contexto e entender por que a fúria tem sido mais frequente. Você verá que ignorar suas necessidades básicas e reprimir o estresse é como prender o ar embaixo d'água. Com o tempo, você voltará à tona, provavelmente quando menos esperar.

Depois que esclarecer a infinidade de fatores que influenciam sua raiva, ponha a mão na massa e identifique quais mudanças são possíveis e podem fazer diferença. Essa análise da sua vida é um trabalho preventivo que o ajuda a decidir o que precisa ser mudado. Não podemos controlar todas as fontes de estresse, mas algumas estão sob nosso controle, mesmo que seja desconfortável tomar decisões com base no próprio bem-estar. Às vezes, as decisões mais difíceis são as mais poderosas.

💡 Experimente

Tente responder a cada uma destas perguntas com objetividade antes de tirar qualquer conclusão.

O que pode estar colaborando para sua tendência ao estresse?
Quando foi a última vez que você descansou?
Quando foi a última vez que você dormiu o suficiente?
Quando foi a última vez que você se permitiu fazer algo que ama?
Quando foi a última vez que você encontrou seus amigos?
Você está sempre lutando para seguir um cronograma apertado?
Você tem se alimentado bem?
Você está carregando algum fardo mental por causa do trabalho ou da família?
Em que momentos você consegue recuperar a energia e se recompor?
Que pensamentos não saem da sua cabeça?
Quais têm sido suas preocupações ultimamente?

- Agora pense no seu último ataque de raiva e escreva o que pensou e sentiu. O que levou você a achar que a raiva era a melhor reação naquele momento? Você presumiu que a outra pessoa tinha más intenções? Você esperava que ela pensasse ou agisse de outra maneira?
- Reflita sobre o ponto de vista da outra pessoa. Ela poderia ter intenções que você não previu? Será que as motivações dela são mesmo as que você imaginou? Você não precisa acreditar em nada disso como fato. Lembre que você só está reconhecendo que suas suposições são apenas uma perspectiva possível. Você ficaria menos irritado, ou até compadecido, se a outra pessoa tivesse intenções diferentes? Quais?
- Agora esqueça um pouco a situação e pense mais na pessoa. Reflita sobre as qualidades dela que você aprecia ou até admira. Será que aquele desentendimento estava refletindo alguma dificuldade pela qual ela está passando? Nesse caso, você sente alguma compaixão? Pense nos momentos em que você passava por dificuldades e acabou frustrando os outros sem querer.

Enquanto estiver avaliando o contexto mais amplo, anote os insights que possam ser úteis. Isso ajudará você a se sentir menos vítima de uma circunstância infeliz e mais no controle dos seus próximos passos.

Agradecimentos

A Sienna, Luke e Leon, por serem minhas âncoras e me lembrarem o tempo todo o que mais importa na vida. Obrigada por terem me aturado nos momentos de cansaço e ausência enquanto eu escrevia este livro. Prometo que oferecerei todo o apoio do mundo enquanto vocês estiverem buscando e realizando seus sonhos, do mesmo jeito que vocês fizeram comigo.

Matthew, tenho mais a lhe agradecer do que espaço para digitar. De alguma forma nos encontramos nesta jornada louca e linda, e eu não gostaria de ter ninguém além de você ao meu lado. Obrigada por ter assumido tantas responsabilidades para que eu pudesse me concentrar neste livro. Não sei como você conseguiu. Obrigada por ter sido paciente mesmo enquanto fervilhava de ideias. Obrigada por sempre ser uma fonte de energia para mim, me motivando, deixando tudo mais divertido e sendo grato mesmo com muitos motivos para reclamar. E obrigada por ter dado um título tão bom para a ideia deste livro.

Um agradecimento muito especial a Lucy, por me receber de braços abertos na YMU. Sempre sonhei em trabalhar com os melhores do mercado, e suas ideias e opiniões são muito importantes para mim. Obrigada, Ellie, por ser infalível, por saber exatamente onde preciso estar, o que devo fazer e quando, e por me apoiar em cada evento. Sou especialmente grata a vocês duas por manterem o mundo afastado para eu conseguir escrever. Obrigada, Guy, por ter tido a coragem de entrar na nossa equipe sem pestanejar. Obrigada principalmente por ter feito com que o trabalho desaparecesse como num passe de mágica quando passei por momentos difíceis.

Agradeço à minha agente, Amanda Harris, pelo estoque infinito de ajuda e incentivos pelo caminho. Do manuscrito ao livro lindo nas prateleiras, você esteve ao meu lado me ajudando sempre que precisei.

Agradeço também à minha editora, Ione Walder, por ter tido a paciência de esperar nos bastidores enquanto eu tentava criar algo bom o bastante para meus leitores, sempre me apoiando e incentivando. Obrigada por ter me ajudado a criar um livro que queremos anunciar aos quatro ventos.

Obrigada, Daniel Bunyard, por seu apoio gentil ao longo do caminho e por sempre me inspirar com seu profundo conhecimento sobre livros. Ainda tenho muito a aprender com você.

Obrigada, Louise Moore, por ter enxergado o potencial na minha proposta e tornado este livro possível. Um agradecimento especial a Ciara Berry. Sempre foi um prazer trabalhar com você, e sua dedicação nos ajudou a levar meu primeiro livro a mais pessoas do que eu poderia ter imaginado. Que venha o próximo round.

Agradeço a toda a família da Penguin Michael Joseph. É um privilégio trabalhar com vocês, e tenho muito orgulho de ter o símbolo da MJ nos meus livros.

A Judith Curr, da Harper One nos Estados Unidos, por ter enxergado potencial neste livro.

A Rachel Mills e sua equipe excepcional, que inclui Alexandra e Charlotte. Vocês são incríveis.

A minha mãe e meu pai. Devo tudo a vocês. Obrigada pelo apoio constante ao longo desta jornada. O profissionalismo que vocês me ensinaram rendeu frutos, e vocês continuam me apoiando ao cuidar das crianças sempre que preciso trabalhar. E, mãe, aquela história que você compartilhou comigo sobre a filha da sua amiga acabou gerando a ideia deste livro.

A minhas irmãs, Claire e Sarah. Vocês me ensinaram mais do que imaginam. Obrigada por entenderem minha ausência e por me incentivarem a sonhar alto. E obrigada por estarem ao meu lado nos momentos difíceis.

A Pat e David. Vocês são uma fonte constante de inspiração e apoio, e eu e Matthew somos gratos por vocês todos os dias. Nada disso teria acontecido sem Matthew, então espero que vocês tenham orgulho de nós dois.

A Jackie, por sempre ser compreensiva e nunca me julgar pela bagunça após uma semana caótica. Sem você eu estaria perdida e cercada pelo caos.

A Ben Garner, por todo o trabalho duro nos bastidores e por seu entusiasmo inabalável, mesmo quando fiquei trancada escrevendo sem conseguir produzir novos conteúdos.

A Sean, por sempre estar presente para segurar as pontas e apoiar Matthew em tudo. Somos extremamente gratos e sortudos por termos você.

A todos que leram meu primeiro livro e o compartilharam com parentes e amigos, ou publicaram avaliações generosas na internet. Serei eternamente grata pelo apoio inabalável de cada um de vocês. Sem ele talvez eu não tivesse coragem de escrever outro livro. Espero que este faça por merecer o espaço na sua prateleira e seja útil na sua caminhada pela vida.

A todos os médicos e pesquisadores com quem aprendi ao longo dos anos. Seu trabalho foi crucial para a criação deste livro. Por favor, aceitem meu pedido de desculpas por quaisquer erros e omissões da minha parte.

Por fim, agradeço aos meus pacientes por confiarem a mim algumas de suas experiências mais dolorosas. Estou sempre imaginando como vocês estão. Este livro fala sobre as palavras que talvez precisemos ouvir, mas cada um de vocês me ensinou que há momentos em que devemos parar de buscar as palavras certas e simplesmente deixar o silêncio preencher o espaço entre nós.

Referências

Capítulo 1: Quando você se comparar com os outros e se achar inferior

1. PEMBERTON, M.; SEDIKIDES, C. "When do individuals help close others improve? The role of information diagnosticity". *Journal of Personality and Social Psychology*, v. 81, n. 2, pp. 234-246, 2001.
2. BOTTON, A. *Desejo de status*. Porto Alegre: L&PM, 2013.
3. MARSH, H. W.; PARKER, J. W. "Determinants of student self-concept: Is it better to be a relatively large fish in a small pond even if you don't learn to swim as well?". *Journal of Personality and Social Psychology*, v. 47, pp. 213-231, 1984.
4. SHEPPERD, J. A.; TAYLOR, K. M. "Ascribing advantages to social comparison targets". *Basic and Applied Social Psychology*, v. 21, n. 2, pp. 103-117, 1999.
5. JAMES, O. *Affluenza: A Contagious Middle Class Virus Causing Depression, Anxiety, Addiction and Ennui*. Londres: Vermilion, 2007.
6. FESTINGER, L. "A theory of social comparison processes". *Human Relations*, v. 7, n. 2, pp. 117-140, 1954.

Capítulo 2: Quando seus amigos não forem seus amigos

1. Para saber mais sobre os sinais da inveja, ver GREENE, R. *As 48 leis do poder: Edição concisa*. Rio de Janeiro: Rocco, 2023.
2. BERNE, E. *Os jogos da vida: Análise transacional e o relacionamento en-*

tre as pessoas. Barueri: Nobel, 1995. Para mais, ver KARPMAN, S. B. *A Game Free Life: The Definitive Book on the Drama Triangle and Compassion Triangle by the Originator and Author*. São Francisco: Drama Triangle Publications, 2014.

Capítulo 3: Quando você quiser ter mais traquejo com as pessoas

1. ZIMBARDO, P. G.; PILKONIS, P. A.; NORWOOD, R. M. "Social disease called shyness". *Psychology Today*, v. 8, n. 12, p. 69, 1975.
2. CARDUCCI, B. "Shyness: The new solution". *Psychology Today*, 1º de janeiro de 2000. Disponível em: psychologytoday.com.
3. COHEN, G. L. *Belonging: The Science of Creating Connection and Bridging Divides*. Londres: W. W. Norton & Company, 2022.
4. HENDERSON, L. *Improving Social Confidence and Reducing Shyness: Using Compassion Focused Therapy*. Londres: Constable, 2010.
5. BROOKS, D. *Como conhecer bem uma pessoa: A arte de ser visto e ver profundamente os outros*. São Paulo: Universo dos Livros, 2024.

Capítulo 4: Quando você se sentir deslocado e quiser se enturmar

1. COHEN, G. L. *Belonging: The Science of Creating Connection and Bridging Divides*. Londres: W. W. Norton & Company, 2022.
2. BROOKS, D. *Como conhecer bem uma pessoa: A arte de ser visto e ver profundamente os outros*. São Paulo: Universo dos Livros, 2024.
3. *Ibid*. Para mais, ver McGILCHRIST, I. *The Master and His Emissary: The Divided Brain and the Making of the Western World*. New Haven: Yale University Press, 2009, p. 133.

Capítulo 5: Quando você sempre disser "sim" querendo dizer "não"

1. BARRETT, L. F. *Seven and a Half Lessons About the Brain*. Londres: Picador, 2020.

2. LINEHAN, M. M. *Treinamento de habilidades em DBT: Manual de terapia comportamental dialética para o paciente*. Porto Alegre: Artmed, 2017.

Capítulo 6: Quando você tiver que lidar com pessoas passivo-agressivas

1. McILDUFF, E.; COGHLAN, D. "Understanding and contending with passive-aggressive behaviour in teams and organizations". *Journal of Managerial Psychology*, v. 15, n. 7, pp. 716-736, 2000.
2. DURVĀSULĀ, R. *Despertar: Como superar um relacionamento com uma pessoa narcisista*. Rio de Janeiro: HarperCollins Brasil, 2024.
3. Para mais sobre esse assunto, ver WETZLER, S. *Living with the Passive Aggressive Man: Coping with Hidden Aggression from the Bedroom to the Boardroom*. Nova York: Simon & Schuster, 1992.

Capítulo 7: Quando seus pais errarem (mas você quiser continuar convivendo com eles)

1. CORI, J. L. *Mãe ausente, filho carente: Como reconhecer e curar os efeitos invisíveis da negligência emocional na infância*. Barueri: Manole, 2018.
2. DURVĀSULĀ, R. *Despertar: Como superar um relacionamento com uma pessoa narcisista*. Rio de Janeiro: HarperCollins Brasil, 2024. Para mais, ver SIEGEL, D. J.; HARTZELL, M. *Parentalidade consciente: Como o autoconhecimento nos ajuda a criar nossos filhos*. São Paulo: nVersos, 2020. Ver também WEBB, J. *Negligência emocional: Como curar as feridas da infância e melhorar sua relação com o mundo e com você mesmo*. Rio de Janeiro: HarperCollins Brasil, 2024.
3. BERNE, E. *Os jogos da vida: Análise transacional e o relacionamento entre as pessoas*. Barueri: Nobel, 1995. Para mais, ver KARPMAN, S. B. *A Game Free Life: The Definitive Book on the Drama Triangle and Compassion Triangle by the Originator and Author*. São Francisco: Drama Triangle Publications, 2014.

Capítulo 8: Quando você errar com seus filhos

1. KENNEDY, B. *Eduque sem medo: Torne-se o pai ou a mãe que você quer ser*. Rio de Janeiro: Alta Life, 2023.
2. Para mais sobre a pesquisa sobre autocompaixão, ver IRONS, C.; BEAUMONT, E. *The Compassionate Mind Workbook: A Step-by-Step Guide to Compassion Focused Therapy*. Londres: Robinson, 2017. Ver também SIEGEL, D. J.; HARTZELL, M. *Parentalidade consciente: Como o autoconhecimento nos ajuda a criar nossos filhos*. São Paulo: nVersos, 2020.
3. KENNEDY, B. *Eduque sem medo: Torne-se o pai ou a mãe que você quer ser*. Rio de Janeiro: Alta Life, 2023.

Capítulo 9: Quando alguém não retribuir seus sentimentos

1. WINCH, G. *Como curar suas feridas emocionais: Primeiros socorros para a rejeição, a culpa, a solidão, o fracasso e a baixa autoestima*. Rio de Janeiro: Sextante, 2014.
2. PEREL, E. *Casos e casos: Repensando a infidelidade*. Rio de Janeiro: Objetiva, 2018.

Capítulo 10: Quando você for amado, mas se afastar das pessoas

1. CORI, J. L. *Mãe ausente, filho carente: Como reconhecer e curar os efeitos invisíveis da negligência emocional na infância*. Barueri: Manole, 2018. Para mais, ver WEBB, J. *Negligência emocional: Como curar as feridas da infância e melhorar sua relação com o mundo e com você mesmo*. Rio de Janeiro: HarperCollins Brasil, 2024.
2. GILLATH, O.; SELCUK, E.; SHAVER, P. R. "Moving toward a secure attachment style: Can repeated security priming help?". *Social and Personality Psychology Compass*, v. 2, n. 4, pp. 1651-1666, 2008.
3. RUINI, C.; MORTARA, C. "Writing technique across psychotherapies – From traditional expressive writing to new positive psychology inter-

ventions: A narrative review". *Journal of Contemporary Psychotherapy*, v. 52, pp. 23-34, 2022.
4. PENNEBAKER, J. W.; SMYTH, J. M. *Opening Up by Writing It Down: How Expressive Writing Improves Health and Eases Emotional Pain*. Nova York: Guilford Press, 2016.
5. HILL, L. *Avoidant Attachment Recovery: Break Free from Avoidant Habits to Build Secure and Long Term Relationships*. Impresso na Grã-Bretanha pela Amazon, 2023.
6. LEVINE, A.; HELLER, R. S. F. *Maneiras de amar: Como a ciência do apego adulto pode ajudar você a encontrar – e manter – o amor*. Rio de Janeiro: Sextante, 2021.

Capítulo 11: Quando você quiser vencer uma discussão

1. GREENE, R. *As 48 leis do poder: Edição concisa*. Rio de Janeiro: Rocco, 2023.
2. GOTTMAN, J. S.; GOTTMAN, J. *Fight Right: How Successful Couples Turn Conflict into Connection*. Londres: Penguin Life, 2024.
3. GRIMMER, A. G. *The Nine-Part Model: A Tool for Sharing Dyadic Formulations*. 2013. Disponível em: www.bristolcbt.co.uk/publications/the-ninepart-model-dyadic-formulation. Acesso em: 15 de janeiro de 2020.

Capítulo 12: Quando for difícil pedir ajuda

1. Para mais, ver WEBB, J. *Negligência emocional: Como curar as feridas da infância e melhorar sua relação com o mundo e com você mesmo*. Rio de Janeiro: HarperCollins Brasil, 2024.
2. STUTZ, P. *Lessons for Living: What Only Adversity Can Teach You*. Londres: Vermilion, 2023.
3. BOWLBY, J. *Uma base segura: Aplicações clínicas da teoria do apego*. Porto Alegre: Artmed, 2023.

Capítulo 13: Quando sua voz interior for sua pior crítica

1. GILBERT, P. *Overcoming Depression: A Self-Help Guide Using Cognitive Behavioural Techniques*. Londres: Constable & Robinson, 2009.
2. GOTTMAN, J. S.; GOTTMAN, J. *Fight Right: How Successful Couples Turn Conflict into Connection*. Londres: Penguin Life, 2024.
3. HENDERSON, L. *Improving Social Confidence and Reducing Shyness Using Compassion Focused Therapy*. Londres: Constable & Robinson, 2010.
4. BROCKMEYER, T.; ZIMMERMAN, J.; KULESSA, D. et al. "Me, Myself, and I: Self-Referent Word Use as an Indicator of Self-Focused Attention in Relation to Depression and Anxiety". *Frontiers in Psychology*, v. 6, 2015. Disponível em: frontiers.org/journals/psychology.

Capítulo 14: Quando você duvidar de si mesmo e quiser se sentir mais confiante

1. Para mais dicas sobre esse assunto, recomendo HARRIS, R. *The Confidence Gap: From Fear to Freedom*. Londres: Robinson, 2011.

Capítulo 15: Quando você se sentir atordoado

1. Trecho de "A Servant to Servants", de Robert Frost, retirado de *The Poetry of Robert Frost*, editado por Edward Connery Lathem. Copyright © 1930, 1939, 1969 de Henry Holt and Company. Copyright © 1958 de Robert Frost. Copyright © 1967 de Lesley Frost Ballantine. Reimpresso com autorização de Henry Holt and Company. Todos os direitos reservados.
2. KABAT-ZINN, J. *The Healing Power of Mindfulness: A New Way of Being*. Londres: Hachette, 2018.

Capítulo 16: Quando você odiar a pessoa que se tornou

1. Para mais sobre a autocompaixão feroz e o uso positivo da raiva, ver NEFF, K. *Autocompaixão feroz: Como as mulheres podem fazer uso da bondade para se manifestar livremente, reivindicar seu poder e prosperar.* Teresópolis: Lúcida Letra, 2022.
2. Para mais sobre como lidar com o perfeccionismo a longo prazo, ver SHAFRAN, R.; EGAN, S.; WADE, T. *Overcoming Perfectionism: A Self--Help Guide Using Scientifically Supported Cognitive Behavioural Techniques.* Londres: Robinson, 2010.
3. Para mais, ver GILBERT, P. *Overcoming Depression: A Self-Help Guide Using Cognitive Behavioural Techniques.* Londres: Robinson, 2009.
4. Para mais sobre como fazer isso, ver IRONS, C.; BEAUMONT, E. *The Compassionate Mind Workbook: Your Step-by-Step Guide to Developing your Compassionate Self.* Londres: Robinson, 2017.
5. Para mais sobre isso, ver WILLIAMS, M.; TEASDALE, J.; SEGAL, Z.; KABAT-ZINN, J. *The Mindful Way Through Depression: Freeing Yourself from Chronic Unhappiness.* Londres: Guilford Press, 2007.

Capítulo 17: Quando você tiver medo de tomar a decisão errada

1. HITCHENS, C. Entrevista com Andrew Anthony para o *The Guardian*, 14 de novembro de 2010.

Capítulo 18: Quando lhe faltar força de vontade

1. PRESSFIELD, S. *A guerra da arte: Supere os bloqueios e vença suas batalhas interiores de criatividade.* Rio de Janeiro: Ediouro, 2005.
2. ERSNER-HERSHFIELD, H.; GOLDSTEIN, D. G.; SHARPE, W. F. et al. "Increasing saving behaviour through age-progressed renderings of the future self". *Journal of Marketing Research*, v. 48, pp. 23-37, 2011. Para mais, ver STADLER, G.; OETTINGER, G.; GOLLWITZER, P. "Physical activity in women: Effects of self-regulation intervention". *American*

Journal of Preventive Medicine, 2007. Ver também McGONIGAL, K. *Os desafios à força de vontade: Como o autocontrole funciona, por que ele é importante e como aumentar o seu*. Rio de Janeiro: Fontanar, 2014.

Capítulo 19: Quando você precisar trabalhar sob pressão

1. Para mais sobre competências de reformulação, desafios e emoções que ajudam o desempenho, ver ORSON, C. N.; LARSON, R. W. "Helping teens overcome anxiety episodes in project work: The power of reframing". *Journal of Adolescent Research*, v. 36, n. 2, pp. 127-153, 2020.
2. Para mais detalhes sobre desafios de alta pressão, ver ALRED, D. *The Pressure Principle: Handle Stress, Harness Energy, and Perform When it Counts*. Londres: Penguin Life, 2016.
3. RUSSO, M. A.; SANTARELLI, D. M.; O'ROURKE, D. "The physiological effects of slow breathing in the healthy human". *Breathe*, v. 13, pp. 298-309, 2017.

Capítulo 20: Quando você estiver pensando demais em tudo

1. Para mais sobre esse assunto, ver BARRETT, L. F. *How Emotions Are Made: The Secret Life of the Brain*. Londres: Macmillan, 2017.
2. Para mais detalhes sobre como identificar a preocupação e se livrar dela, ver HARRIS, R. *The Confidence Gap: From Fear to Freedom*. Londres: Robinson, 2011.
3. Para mais, ver MEARES, K.; FREESTON, M. *Overcoming Worry: A Self-Help Guide Using Cognitive Behavioural Techniques*. Londres: Little Brown, 2021.

Capítulo 21: Quando o medo aparecer

1. JUNG, C. *Letters, Volume 2, 1951-1961*. Londres: Routledge, 1976.
2. Para mais, ver ORSON, C. N.; LARSON, R. W. "Helping teens overcome

anxiety episodes in project work: The power of reframing". *Journal of Adolescent Research*, v. 36, n. 2, pp. 127-153, 2020.
3. BARRETT, L. F. *Seven and a Half Lessons About the Brain*. Londres: Picador, 2020, p. 79.

Capítulo 22: Quando o luto for avassalador

1. PARKES, C. M. *Luto: Estudos sobre a perda na vida adulta*. São Paulo: Summus Editorial, 1998.
2. SAMUEL, J. *Grief Works: Stories of Life, Death and Surviving*. Londres, Penguin Life, 2018.
3. McGONIGAL, K. *A alegria do movimento: Como o exercício nos ajuda a encontrar felicidade, esperança, conexão e coragem*. Rio de Janeiro: Alta Life, 2023.

Capítulo 23: Quando tudo perder o sentido

1. BOREHAM, I. D.; SCHUTTE, N. S. "The relationship between purpose in life and depression and anxiety: A meta-analysis". *Journal of Clinical Psychology*, v. 79, n. 12, pp. 2736-2767, 2023.
2. COONEY, G. M.; DWAN, K.; GREIG, C. A. et al. "Exercise for depression". *Cochrane Database of Systematic Reviews*, v. 2013, n. 9, CD004366, 2013.

Capítulo 24: Quando você se sentir um impostor

1. GILOVICH, T.; MEDVEC, V. H.; SAVITSKY, K. "The spotlight effect in social judgement: An egocentric bias in estimates of the salience of one's own actions and appearance". *Journal of Personality and Social Psychology*, v. 78, n. 2, pp. 211-222, 2000. Para mais sobre autocompaixão acima de autoestima, ver TWENGE, J. M. "The evidence for Generation Me and against Generation We". *Emerging Adulthood*, v. 1, n. 1, pp. 11-16, 2013.

2. TWENGE, J. M.; CAMPBELL, W. K. *The Narcissism Epidemic: Living in the Age of Entitlement*. Nova York: Free Press, 2009.

Capítulo 25: Quando você se arrepender de algo que fez

1. HUXLEY, A. *Admirável mundo novo*. São Paulo: Biblioteca Azul, 2014.
2. STUTZ, P. *Lessons for Living: What Only Adversity Can Teach You*. Londres: Vermilion, 2023.
3. WINCH, G. *Como curar suas feridas emocionais: Primeiros socorros para a rejeição, a culpa, a solidão, o fracasso e a baixa autoestima*. Rio de Janeiro: Sextante, 2014.
4. *Ibid*.
5. PENNEBAKER, J. W.; SMYTH, J. M. *Opening Up by Writing It Down: How Expressive Writing Improves Health and Eases Emotional Pain*. Nova York: Guilford Press, 2016.

Capítulo 26: Quando você explodir de raiva com muita frequência

1. KOLTS, R. *The Compassionate Mind Approach to Managing Anger Using Compassion Focused Therapy*. Londres: Robinson, 2012.
2. BUSHMAN, B. J. "Does venting anger feed or extinguish the flame? Catharsis, rumination, distraction, anger and aggressive responding". *Personality and Social Psychology Bulletin*, v. 28, pp. 724-731, 2002.

CONHEÇA OUTRO LIVRO DE JULIE SMITH

Por que ninguém me disse isso antes?

"Por que ninguém me disse isso antes?"

Depois de ouvir essa frase repetidas vezes em seu consultório, a psicóloga Julie Smith decidiu que precisava fazer alguma coisa a respeito. Afinal, ela sempre acreditou que mais pessoas deveriam ter acesso a informações de qualidade sobre como cuidar da saúde mental.

Foi então que começou a postar vídeos curtos na internet. Em pouco tempo, eles tiveram mais de meio bilhão de visualizações e a transformaram em um fenômeno das redes sociais.

Agora, ela traz a mesma objetividade para oferecer ensinamentos reservados às sessões de terapia, de forma simples, sem perder a profundidade.

Nesse livro, a Dra. Julie oferece um guia prático para ajudar você a compreender *o que* está sentindo, *por que* está sentindo e *como* lidar com isso da melhor forma possível. Você vai aprender, entre outras coisas, a:

- Responder com sabedoria a críticas e rejeições
- Acreditar que é capaz de superar os problemas
- Identificar e evitar comportamentos que pioram seu estado de ânimo
- Gerenciar o medo do fracasso e os pensamentos angustiantes
- Fazer o que é necessário mesmo quando se sentir sem energia ou motivação.

CONHEÇA ALGUNS DESTAQUES DE NOSSO CATÁLOGO

- Augusto Cury: Você é insubstituível (2,8 milhões de livros vendidos), Nunca desista de seus sonhos (2,7 milhões de livros vendidos) e O médico da emoção

- Dale Carnegie: Como fazer amigos e influenciar pessoas (16 milhões de livros vendidos) e Como evitar preocupações e começar a viver

- Brené Brown: A coragem de ser imperfeito – Como aceitar a própria vulnerabilidade e vencer a vergonha (900 mil livros vendidos)

- T. Harv Eker: Os segredos da mente milionária (3 milhões de livros vendidos)

- Gustavo Cerbasi: Casais inteligentes enriquecem juntos (1,2 milhão de livros vendidos) e Como organizar sua vida financeira

- Greg McKeown: Essencialismo – A disciplinada busca por menos (700 mil livros vendidos) e Sem esforço – Torne mais fácil o que é mais importante

- Haemin Sunim: As coisas que você só vê quando desacelera (700 mil livros vendidos) e Amor pelas coisas imperfeitas

- Ana Claudia Quintana Arantes: A morte é um dia que vale a pena viver (650 mil livros vendidos) e Pra vida toda valer a pena viver

- Ichiro Kishimi e Fumitake Koga: A coragem de não agradar – Como se libertar da opinião dos outros (350 mil livros vendidos)

- Simon Sinek: Comece pelo porquê (350 mil livros vendidos) e O jogo infinito

- Robert B. Cialdini: As armas da persuasão (500 mil livros vendidos)

- Eckhart Tolle: O poder do agora (1,2 milhão de livros vendidos)

- Edith Eva Eger: A bailarina de Auschwitz (600 mil livros vendidos)

- Cristina Núñez Pereira e Rafael R. Valcárcel: Emocionário – Um guia lúdico para lidar com as emoções (800 mil livros vendidos)

- Nizan Guanaes e Arthur Guerra: Você aguenta ser feliz? – Como cuidar da saúde mental e física para ter qualidade de vida

- Suhas Kshirsagar: Mude seus horários, mude sua vida – Como usar o relógio biológico para perder peso, reduzir o estresse e ter mais saúde e energia

sextante.com.br